左は発色剤を使っていないハム（第一章　ハム・ベーコン・ソーセージ）

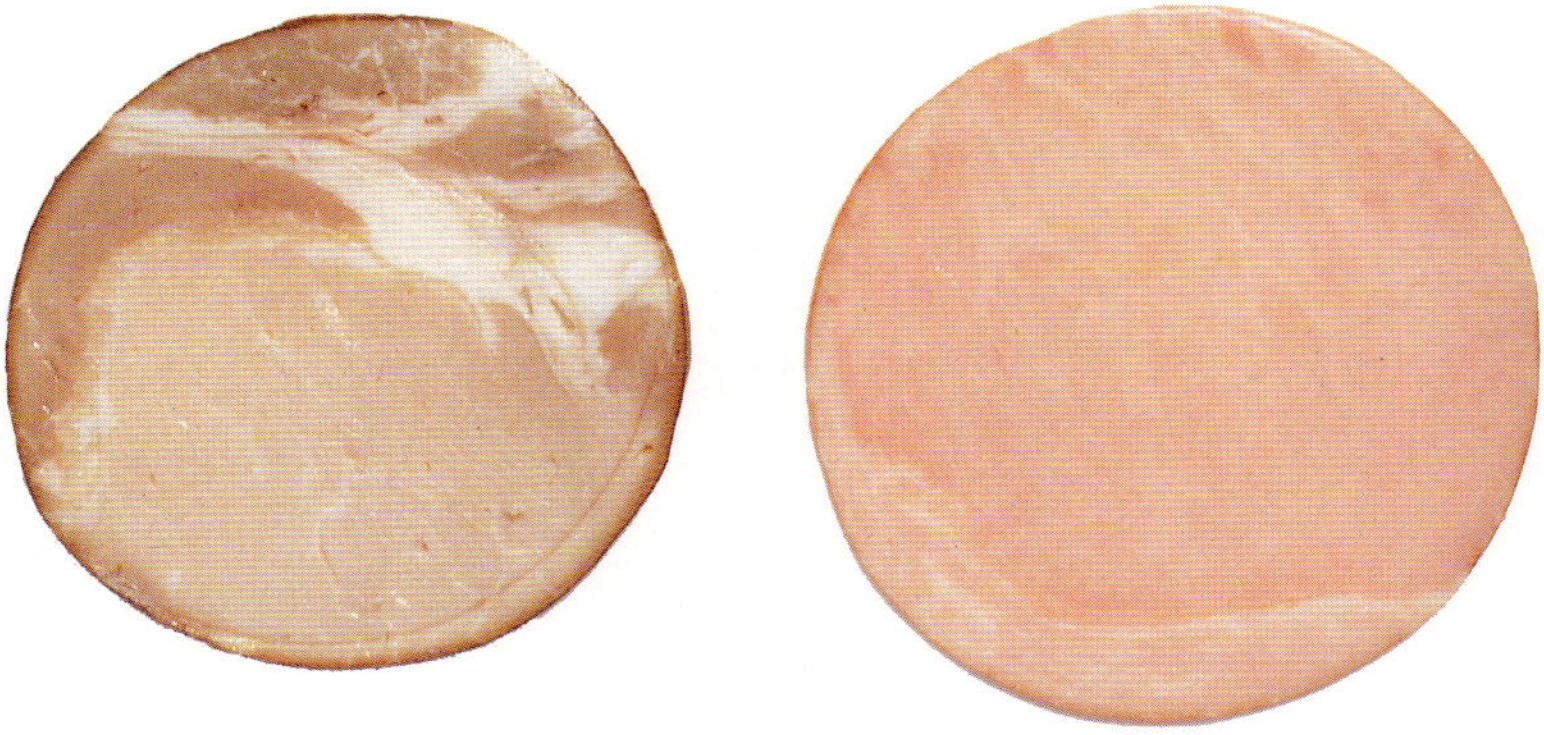

スポンジケーキを食べ比べると（第二章　ミックス粉）

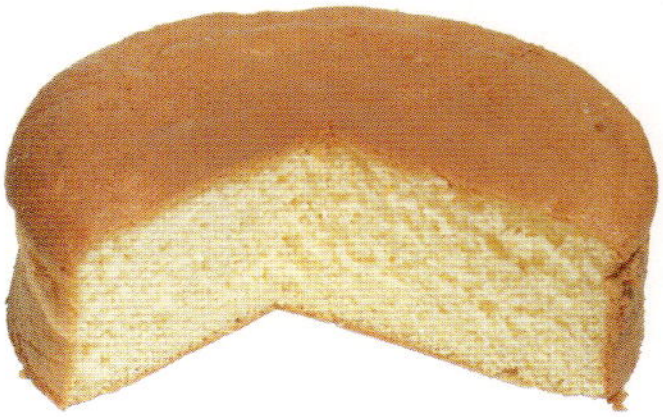

A　手作りのもの

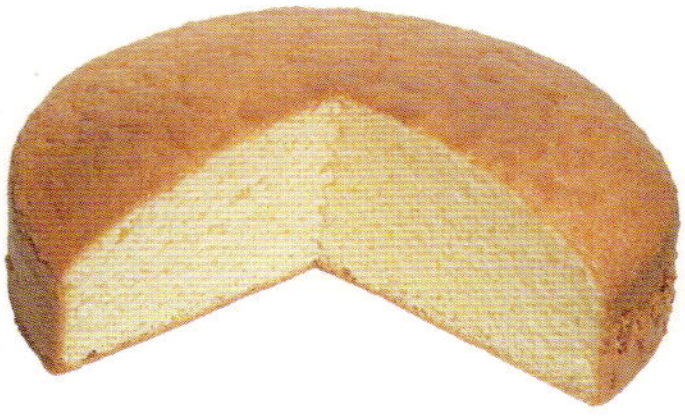

B　市販のミックス粉で作ったもの

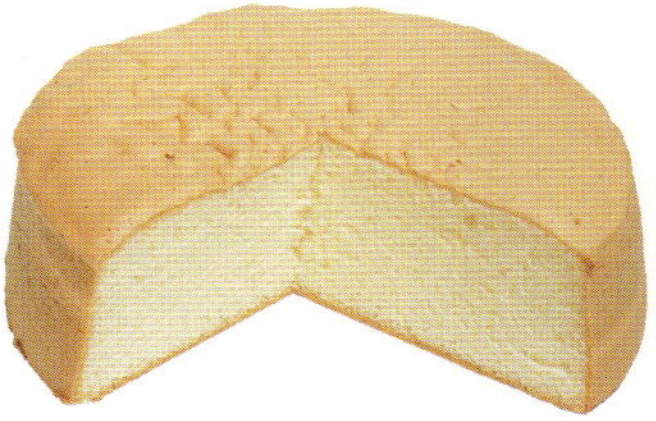

C　市販のミックス粉で作ったもの

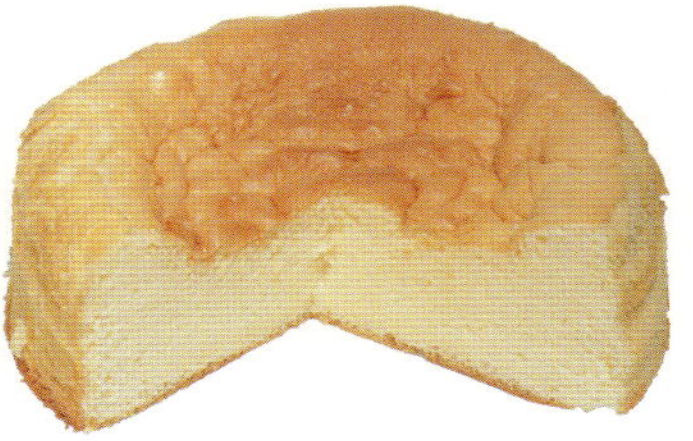

D　市販のミックス粉で作ったもの

ホットケーキを食べ比べると（第二章　ミックス粉）

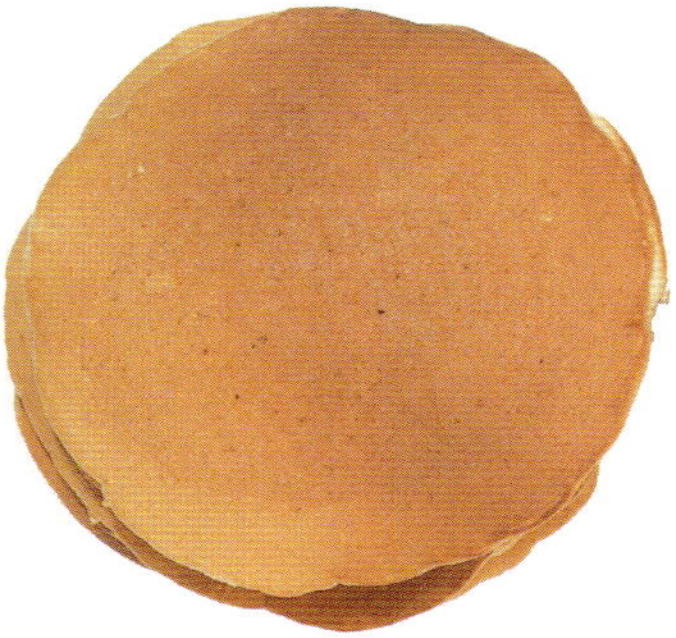

A　手作りのもの

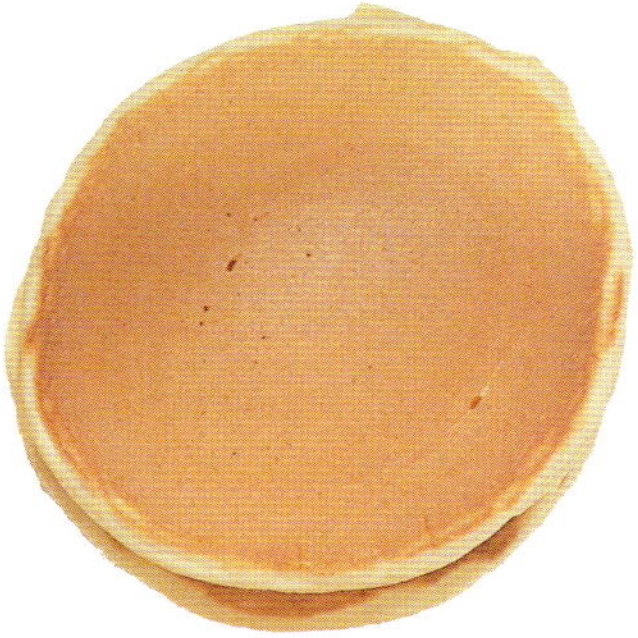

B　市販のミックス粉で作ったもの

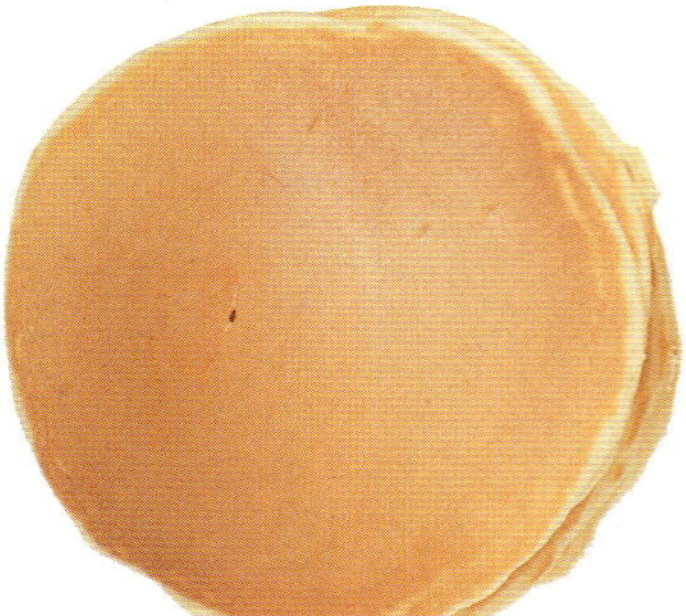

C　市販のミックス粉で作ったもの

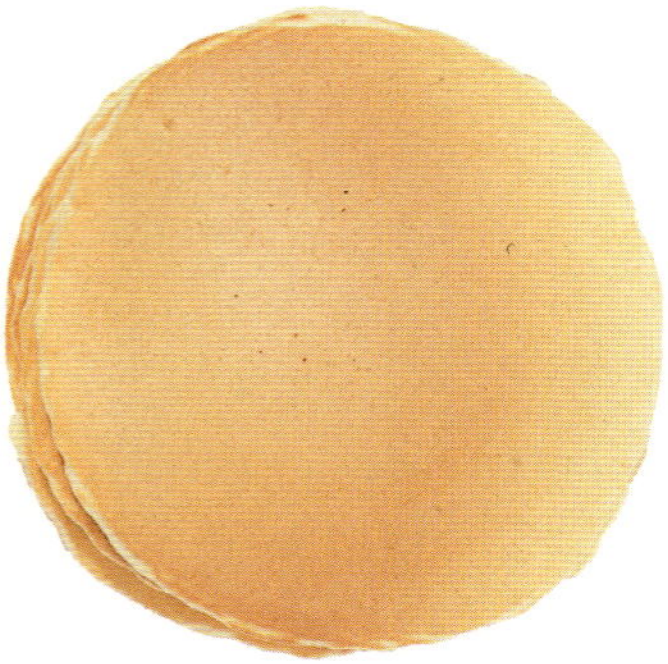

D　市販のミックス粉で作ったもの

第一回 晩餐会の料理から
（第七章　外食の業務用食材）

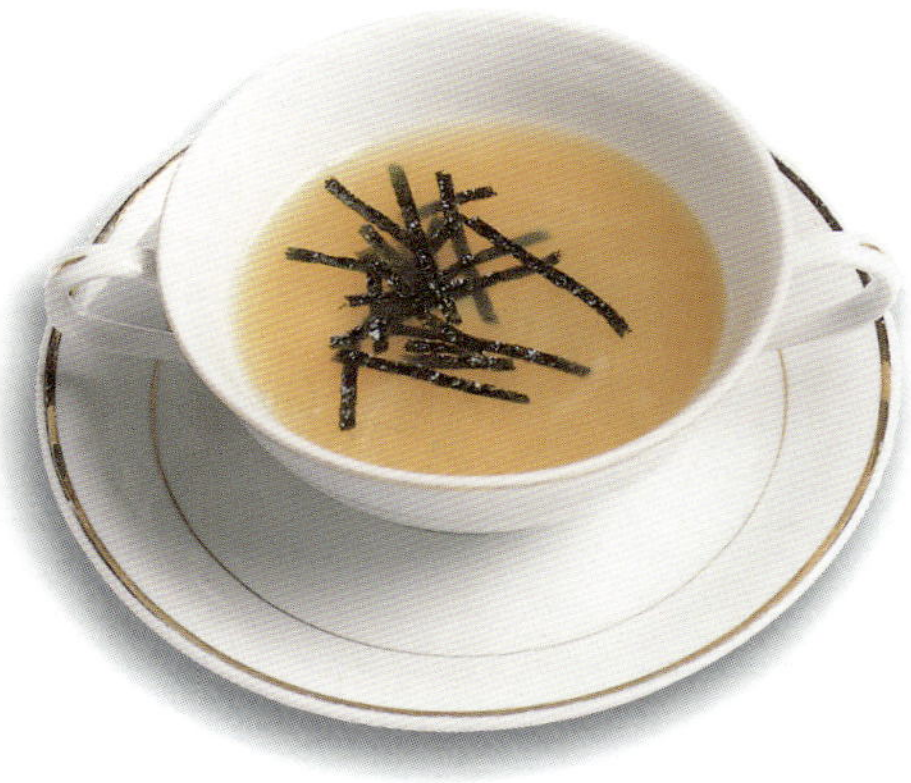

スープ
アサリとおぼろ豆腐の
コンソメ・海苔散らし

酸処理していない海苔（ヤマムロ・北見市）
缶詰アサリ（根室缶詰・根室市）
おぼろ豆腐
（横町とうふ店・山形県大石田町）

魚料理
樺太鱒（缶詰）の
クネル・クリームソース

クネル仕上げ（竜泉滝川・鶴岡市）
樺太鱒（根室缶詰）

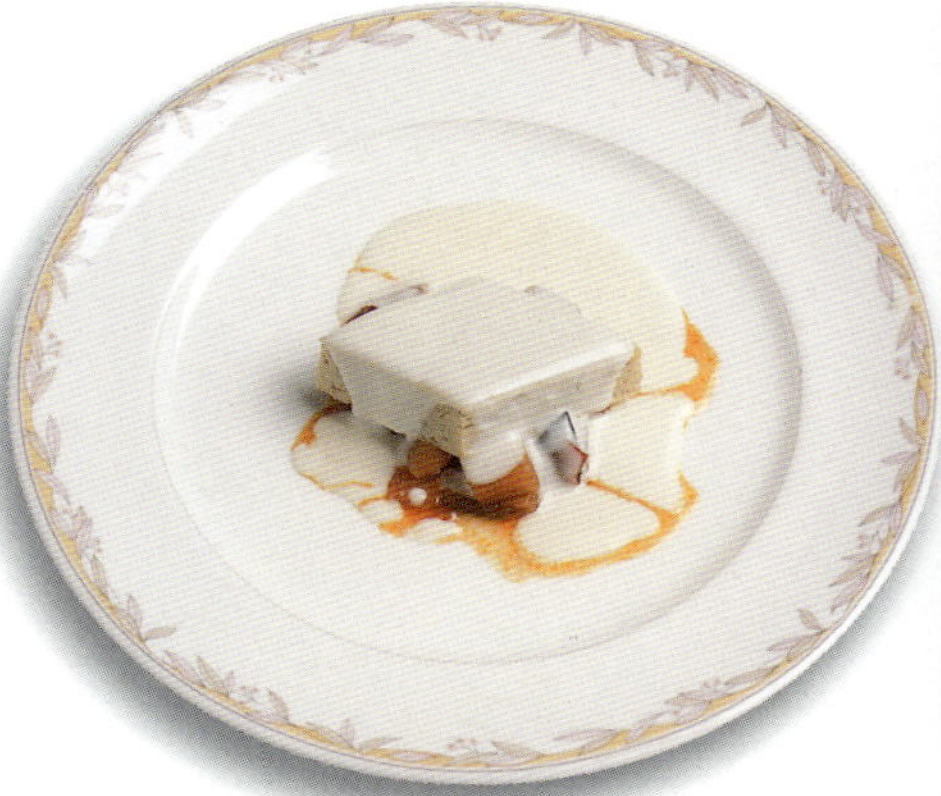

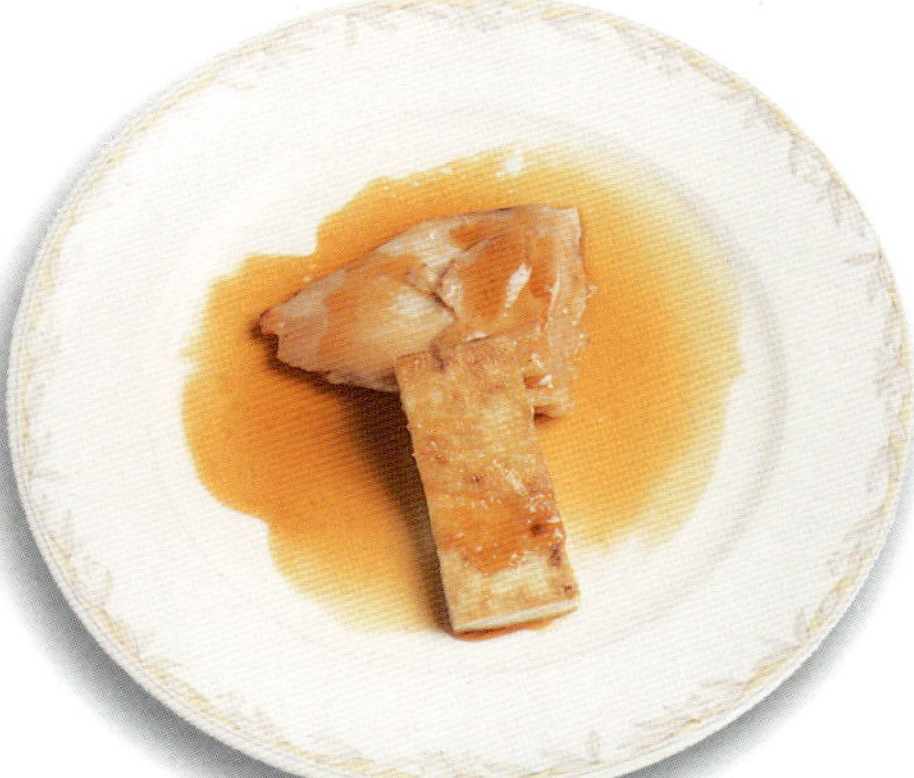

肉料理
鶏胸肉併せ漬と
豆腐のソテー・マディラソース

鶏肉粕漬（浜美屋食品・兵庫県浜坂町）
木綿豆腐（みやぎや・横浜市）

ウスターソースの比較
（第十二章ウスターソース）

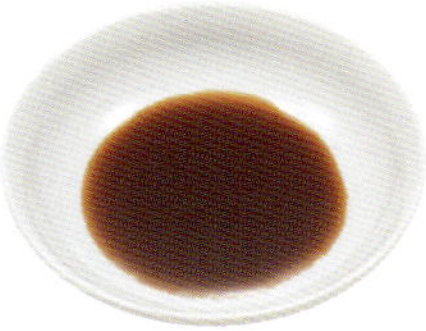
リーペリン

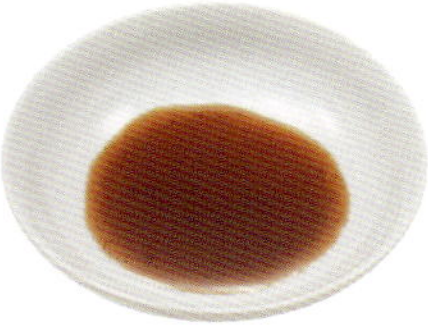
カゴメ・上級品

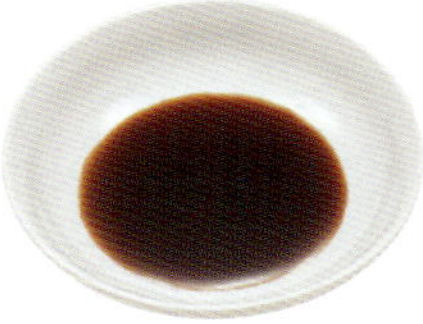
イカリソース・上級品

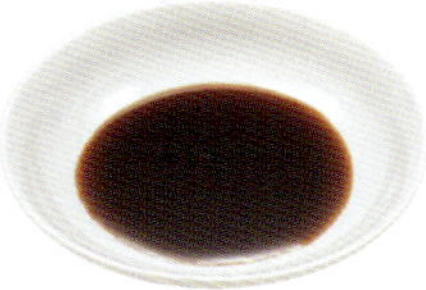
ブルドックソース・上級品

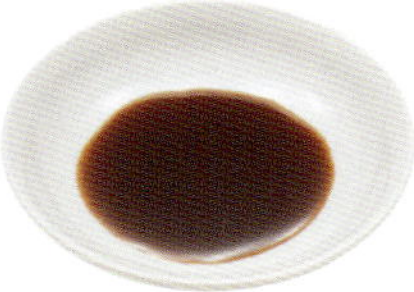
カゴメ・普及品

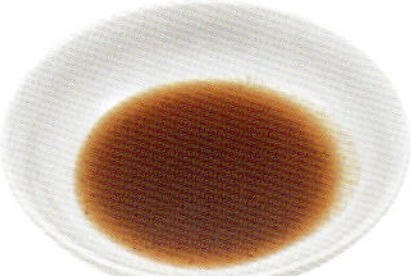
イカリソース・普及品

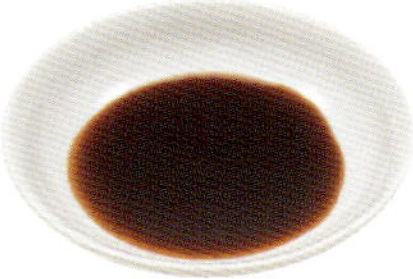
ブルドックソース・普及品

抹茶カステラ （第十四章　緑茶）

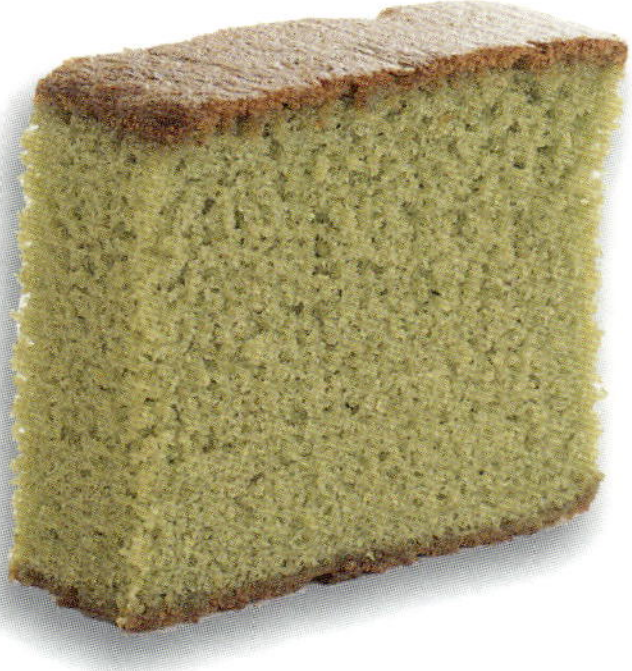
着色用のクロレラの表示あり

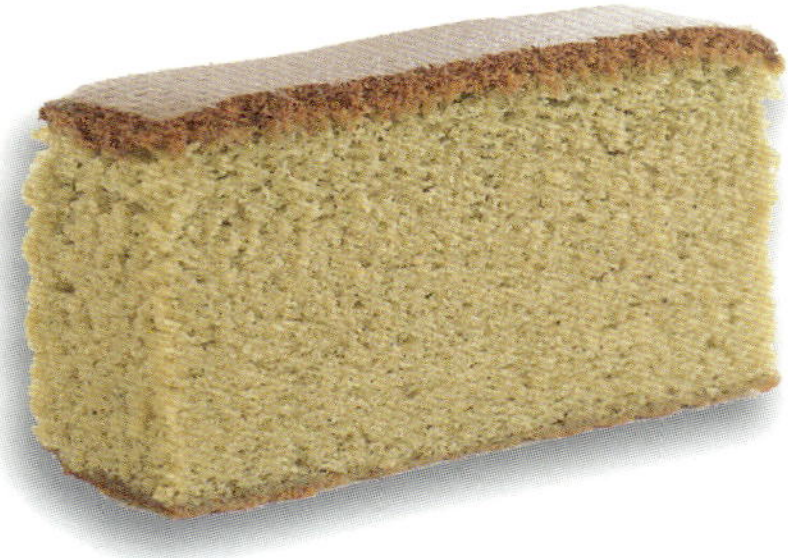
着色料の表示なし。不使用のもの

もっと食品を知るために

はしがき

米を手にとって見ましょう。炊いて食べれば一粒一粒が栄養源となってくれます。貴重な食物ですが、日常生活の中ではそれだけの役割に終わります。しかし、粒の中には豊富な知識と情報とがつまっているのです。

まず、植物として、作物としての歴史があります。それは品種改良と伝搬・普及、更に農業技術という面で人類の歴史に大きくかかわり、当然、社会、経済と文化の動きにつながり、その仕組みや変化を通して人間の生活に影響を与えます。

こういうことは食物すべてについて言うことができます。特に、生産、流通、消費と役割が分かれながらも、すべての人間が消費者という形で食物に接するようになった現代では、いろいろな食品の含む知識と情報をいかに正確にとらえるかということが、食生活上、重要な課題となってきます。これは、同時に食文化という観点からもなおざりにできない問題です。

情報時代といわれる現在、食に関する知識と情報は洪水のように消費者のもとへ押し寄せます。そのほとんどは、何らかの意味で、生産、流通を問わず、企業の広告宣伝の要素を持ち、消費者に、誤認や錯覚をさせる危険性を持っています。広告宣伝がすべて悪いというのではありませんが、これを整理し、正確で、しかも、消費者にとって必要な知識と情報とを選別するのはたやすいことではありません。昨年、出版された、拙著「食品を複眼で見る」の副題を「賢い消費者ほど狙われる」とした理由です。

しかし、一つだけ対策があります。同じく拙著「食品を見わける」(岩波新書／1977年)の中で強調しているように、消費者が選択の原則と、そのために必要な基本知識を身に付けることです。、特に、「ブランド誇示、偽装表示、食品衛生無視、食物信仰利用などを含めたごまかし」がないことに重点を置くと、食品の品質が解りやすくなります。「ごまかし」は、そのまま安全性、味覚、価格に反映するからです。つまり、生産者や流通業者の誠実さが品質の基になるのです。

以上の品質条件とともに、1960年以前から、私自身、定義してきたように、生産者も流通業者も、立場上からは99%、意識としては100%消費者でなければならないのです。これは、生産者と流通業者もまた、科学性と合理性に基づいた知識と情報とを身に付ける必要があることを意味します。そういう姿勢から生産され販売される食品の品質こそ、消費者の求めるものに一致するからです。

しかし、30年余りの体験を経て、こういう理念の実践がいかにむずかしいかを痛感していたとき、「暮しの手帖」編集部の尾形、上野両氏から、別冊「誠実な食品　2001年版」のための取材を受けました。これがきっかけとなって、連載記事「もっと食品を知るために」の監修を引き受けることになったのです。それは「暮しの手帖」の編集方針の中に、特に、食生活、食文化の観点から、自分に共通する部分を見出したからです。1年6回で終わるつもりの連載が、いつの間にか20回を越え、その間には別冊「誠実な食品　２００６年版」の監修にも当たりました。

一般に監修という言葉を使う際には、著者が書き編集者がまとめた文章などが仕上がった後に、誤認箇所や編成方法についてアドバイスすることを指すようです。監修者が著者として序文を書くことはあまり見かけません。そこで、今回の監修の意味に少し触れておく必要があるようです。

簡単にいえば、本書の各章では監修者が企画、編成、基礎情報、取材、リポートの仕上げなどに大きく関わっているということです。

連載の初期から「この連載を単行本にしてほしい」という声を聞いていましたが、今回実現を見るに当たって、暮しの手帖社、特に、ほとんどすべての取材とリポート作成に当った菅原歩氏、写真撮影を担当した難波達己、田村友一郎、林宏美の各氏、根気のいる単行本の編集を担当した樋口聡氏に、あらためて感謝の意を表します。

なお、連載中の記事と本著は担当記者名が文末にイニシアルで示されていますが、単行本化を機会に、深い感謝の意をこめて、次のように、復元させて頂きます。M＝上野真理子　S＝

菅原歩　O＝尾形道夫　TO＝徳留佳乃（略敬称）の各氏です。

２００７年３月

磯部晶策

カバー・本文デザイン　podo

第一章
ハム・ベーコン・ソーセージ

お弁当に、サンドイッチに、
大人も子供も大好きな
ハムやソーセージ。
例倉庫に必ず入っているアイテムです。
それだけに、低コスト大量生産の
へい害もあらわれてきます。

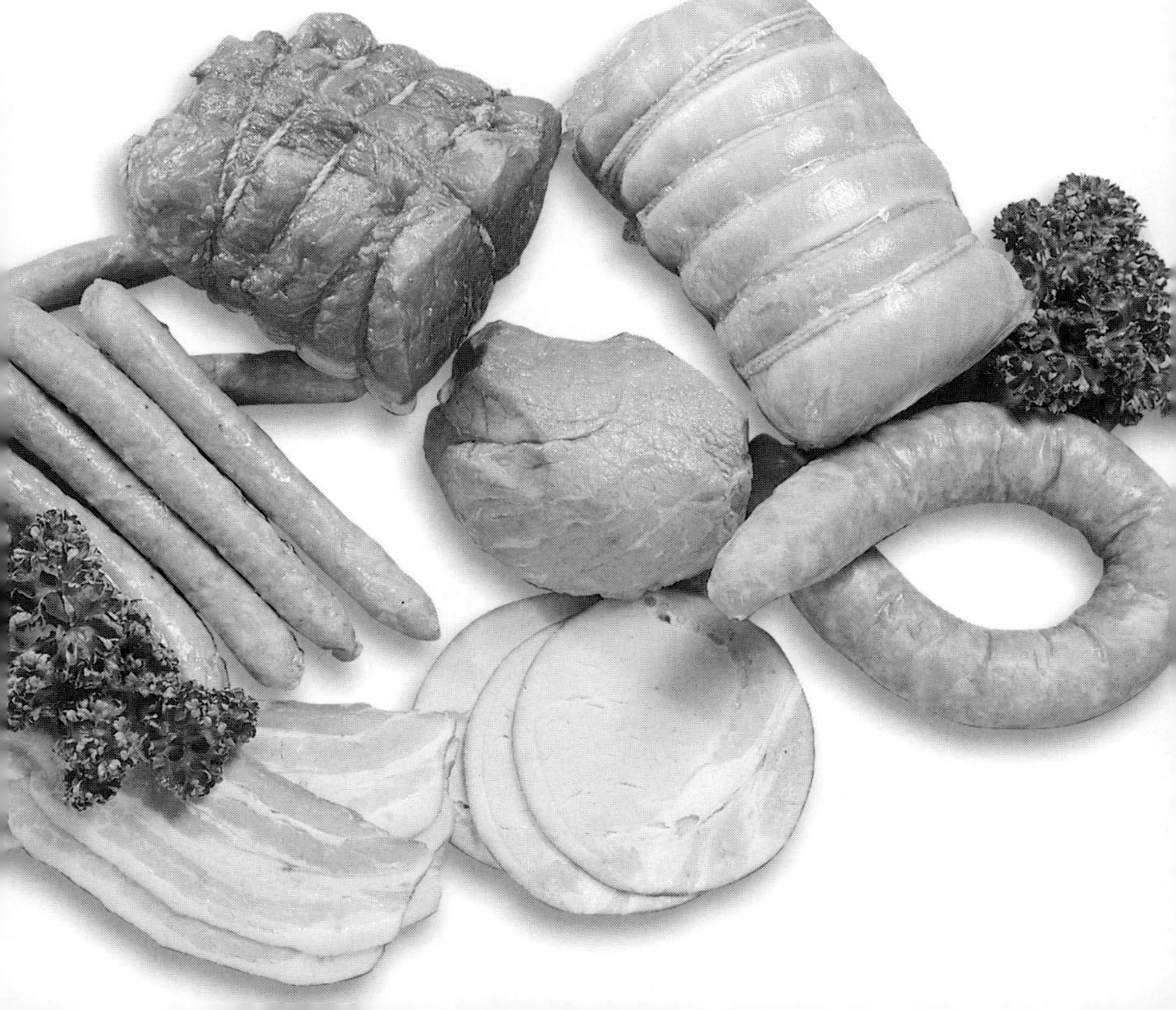

ロースハム21種類を食べ比べたら

淹れたてのコーヒーと、ハムエッグにトースト。マスタードを利かせたハムとレタスのサンドイッチ。ご飯なら、おみそ汁とハムサラダ。よくある朝食のメニューです。ハムをくるっと巻いて、子どものお弁当に入れているお母さんも多いでしょう。もともと豚のモモ肉を意味するハムや、同じく豚肉を加工して作るベーコン、ソーセージ類は、私たちの食卓に、いまや当たり前の食べものになっています。特に、日本のハムの七割を占めるロースハムは、日本で生まれた、日本だけのハムです。

ではハム類は、今どのように作られているのでしょうか。スーパーや百貨店でパック入りスライスハムを買い集め、味や表示を比べてみることにしました。

＊

買い集めたのは、計11メーカー、21銘柄のロースハムです。伊藤ハム、滝沢ハムや、牛肉偽装事件（２００２年）で問題になった日本ハムなど、スーパーなどで売っていた大手のものから、いわゆる老舗とよばれる会社の製品まで。値段も、１パック２００円を切るものから、５００円するものまであります。

20代から60代の男女９人で食べ比べたところ、値段の差の割に、そう大きな評価の違いは出ませんでした。今はメーカーが平均的な味作りをしていて、そのためにどれを食べても、大きな差があまり出なくなっているのかもしれません。それでも、ものによっては「肉らしいまろやかさが出ている」「歯ごたえがある」という意見がありましたが、一方で同じ製品を「パサパサする」「固い」という人もいます。また人によって、ぺらぺらのっぺりした表面がいやだとか、味が濃い薄い、燻製の香りが好き嫌いといった好みの違いが出て、9人がそろっておいしいというものはありませんでした。

なかに、見た目の色がピンクではなく茶色っぽいものが2種類あり、それを敬遠する声もありました。肉の味はしっかりするのですが、確かにほかのハムと比べると見た目がわるく、くすんだ感じに見えます。パックを裏返して、原材料の表示を見ると、色のくすんだハムには発色剤が使われていません。そのほかの商品には、発色剤は添加されていますし、着色料が加えられているものもありました。

ほかにも商品の表示には、豚肉のほか、3～15種類くらいの原材料名が書かれています。原材料の種類がいちばん少ない大多摩ハムの商品には、食塩、砂糖、香辛料だけ。しかし、そのほかは、少ないものでも発色剤の亜硝酸塩や結着剤・保水剤のリン酸塩が含まれ、多いものはそれに卵たん白や化学調味料、酸化防止剤などが加わっています。

どれも国内で認可された添加物を、許容量の範囲で使っているのですから、健康への影響を

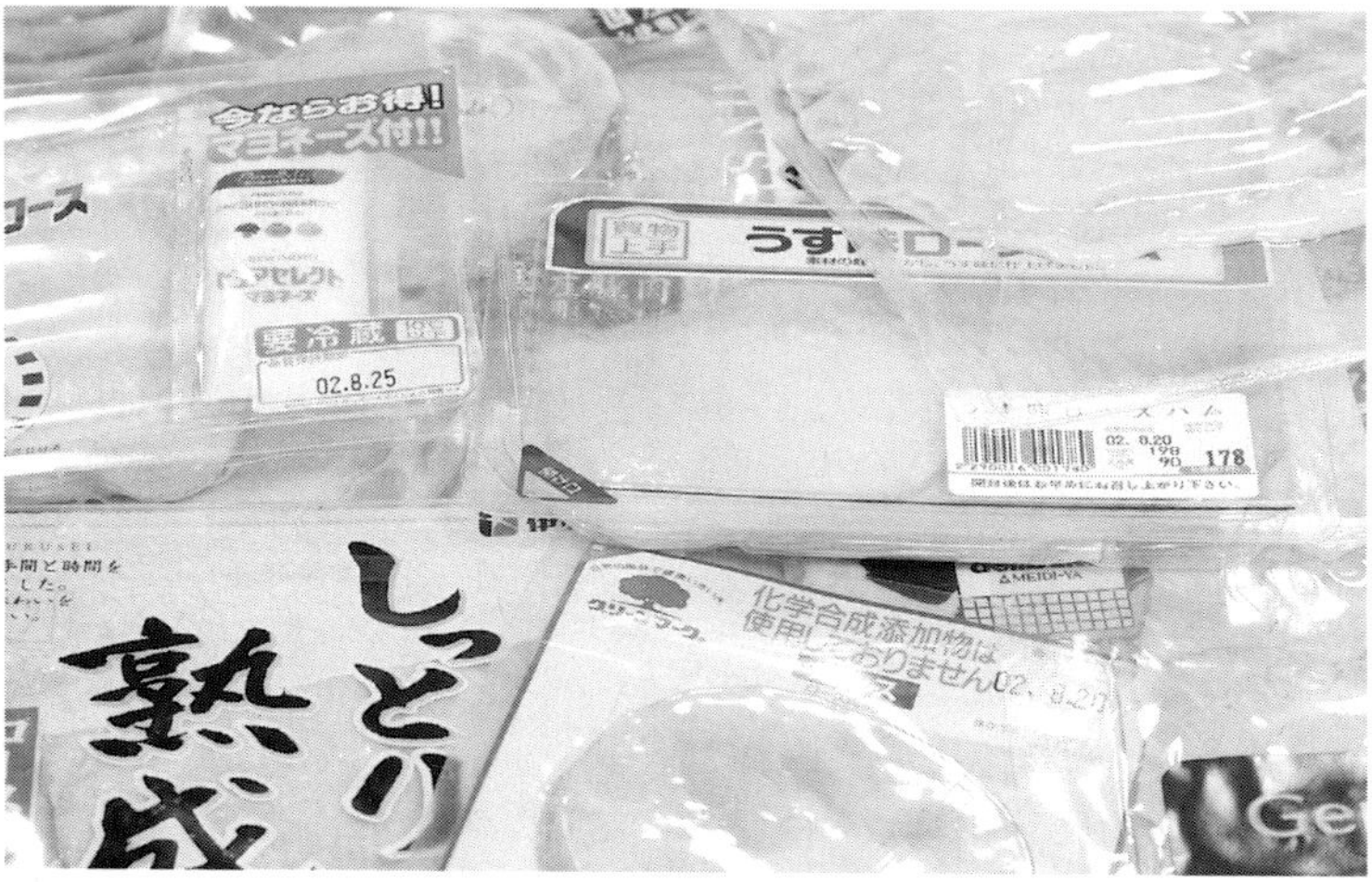

買い集めたハム

必要以上に気にすることはないと言えるかもしれません。ただ、それがおいしいハムを作る上で本当に必要なのか、という点が問題です。

今のハムに入っているもの

食べ比べたほとんどのハムに使われている添加物が、亜硝酸塩とリン酸塩、化学調味料です。

亜硝酸塩は主に、肉の色が自然に茶色っぽくなるのを、ハムを作る際にきれいなピンク色にするために、発色剤として添加されます。ほんのわずか入れただけでも、肉の色を変える力を持っています。

もともと強い毒性がある物質で、基準以上にとりすぎると、血液中で酸素を運んでいるヘモグロビンの働きを阻害する働きがあり、また、魚卵などに含まれる二級アミンと結びついて強力な発ガン物質を作ります。しかし一方で、強い食中毒を引き起こすボツリヌス菌対策として効果がありますから、土壌にB型ボツリヌス菌が広がっている欧米では、必ずハムやソーセージに亜硝酸塩を入れることになっています。

ただ日本では、欧米に比べてB型ボツリヌス菌は広がっていません。今は研究が進んで、防ぎ方もわかっていますから、亜硝酸塩を使わないハムづくりも可能です。ちなみに、亜硝酸塩を添加する基準値は、日本で残存亜硝酸根として70ｐｐｍなのに対して、欧米では国によっては、二倍以上のところもあります。

＊

もうひとつのリン酸塩は、肉を「ほかのもの」と混ぜ合わせるときにまとまりやすくさせる、結着剤や保水剤として添加されます。本来は豚肉だけで作るハムに、なぜ、結着や保水が必要なのでしょうか。それは、卵たん白や大豆たん白、そして水と、肉をいっしょにまとめるためです。

ハムを作る過程では、本来は塩漬けにするか、塩などの調味料を肉にすりこみますが、かわりにインジェクション法といって、注入機で調味料などを水に溶かした液を注入する方法があります。このとき、卵たん白や大豆たん白などの異種たん白も入れて、増量している商品があるのです。食べ比べた21銘柄中、９銘柄に異種たん白が添加されていました。こうすると、１

キロの肉を、ハムにしたとき1・5〜1・6キログラムくらいまで増やすことができます。

水については、表示にはいっさい書かれていません。ただの水を加えても、表示する義務がないからです。水を入れると、つややかに張りのあるみずみずしいハムが出来上がり、消費者受けするといいますが、むろん、それだけではありません。ふつうに作れば、ハムになる過程で水分などが抜け、七〜八割に小さくなります。同じ肉で、たくさんの商品を作ることができるなら、メーカーには都合のいいコストダウンですし、流通からの「安いものを」という要求にも応えられます。

こうした増量や水増しのために、別の添加物が必要になることもあります。増量によって薄くなった味を調整するために化学調味料などが使われますし、ポークエキス(豚の不可食部分を主に酵素分解して作る調味料)が添加されているものもあります。BSE問題(2001年)以前はビーフエキスが多く使われていました。豚肉で作るハムに、わざわざ牛や豚のエキスを加えるのは、どう考えてもおかしい気がします。

付け加えると、食べ比べた中で、香ばしい香りがあるハムと、そうでないものもありました。ハム類は、作る過程で燻煙をしますから、その香りが濃いか薄いか、ということなのですが、実は、ハムやベーコン作りに欠かせない燻煙も、今は本来の製法ではなくなりつつあります。

本来燻煙は時間がかかるものですが、乾燥から蒸煮《じょうしゃ》まで一貫してできる、通称「スモークハウス」という装置ができて、20分ぐらいで燻煙が仕上がるようになりました。木のチップは普通の燻煙のように燃やし、それで直接肉を燻《いぶ》さずに、煙を肉のかかっているところまで送り込み、スチームで熱をかけます。スモークの色はムラなくきれいにつく一方、香りは本来から比べるとかなり落ちます。

さらに違う方法で、燻液というニオイと色をつける添加物を加えて乾燥させるだけの場合もあります。

＊

海外の旅行先や、輸入食材店で買い求めたヨーロッパのハム類を食べた経験がある人は、その種類の多さや、味わいを覚えているでしょう。日本のハムやベーコン、ソーセージとの違いに、びっくりした人も多いはずです。

さまざまなハムがありますが、どれも、つるんと水っぽい日本のハムに比べて、肉のうまみがしっかり感じられ、歯ごたえもあります。ベーコンは、焼くとかりっとして、香ばしい味です。

本来は、豚肉と塩、砂糖、香辛料、というシンプルな材料で作られるハム・ソーセージ類。肉の部位の選択と下ごしらえ、香辛料の使い方、熟成の技術などにより、さまざまな種類があり、国や地方によっても、味の世界が広がっている食品です。

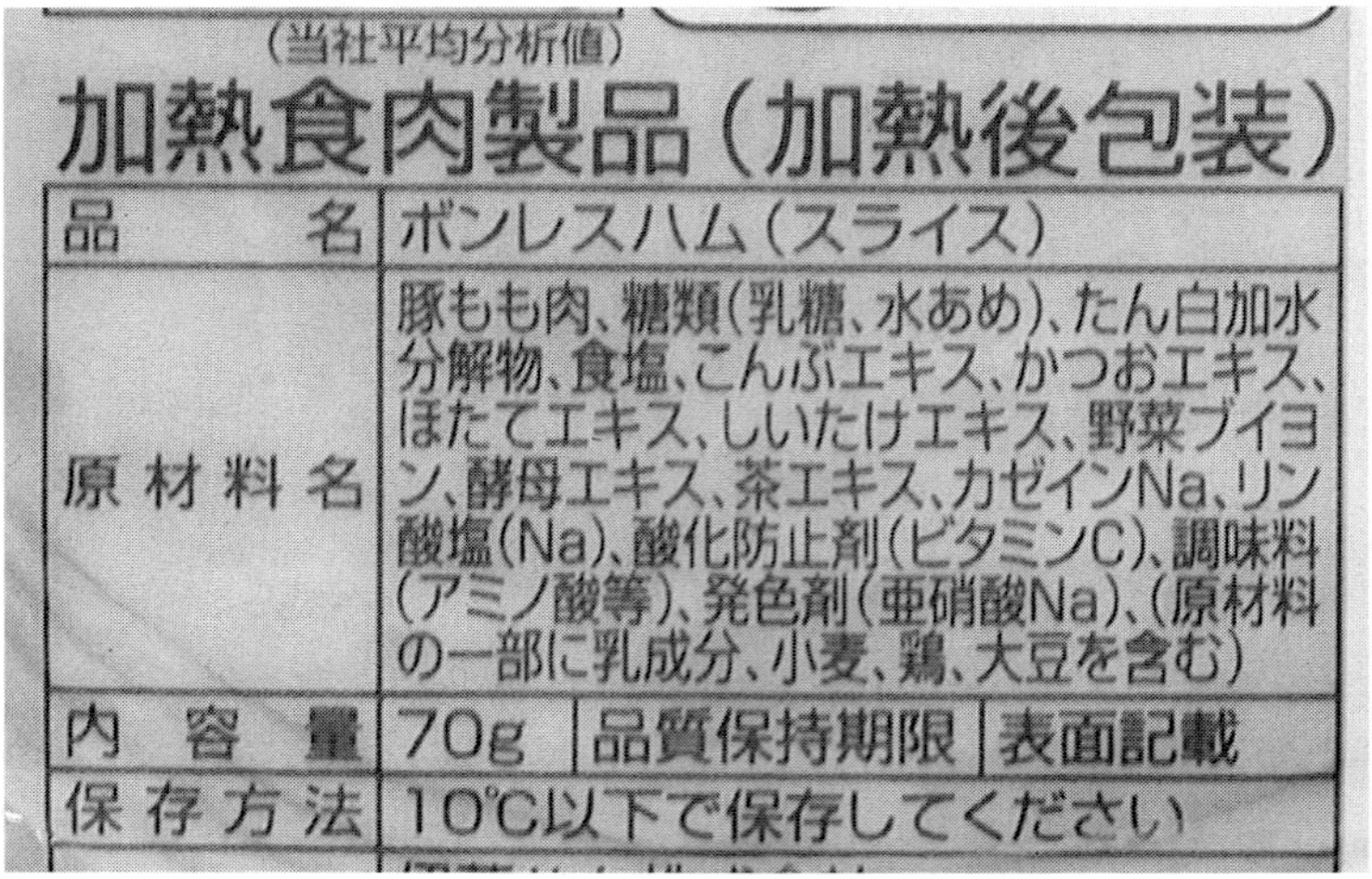

（当社平均分析値）

加熱食肉製品（加熱後包装）

品名	ボンレスハム（スライス）		
原材料名	豚もも肉、糖類（乳糖、水あめ）、たん白加水分解物、食塩、こんぶエキス、かつおエキス、ほたてエキス、しいたけエキス、野菜ブイヨン、酵母エキス、茶エキス、カゼインNa、リン酸塩（Na）、酸化防止剤（ビタミンC）、調味料（アミノ酸等）、発色剤（亜硝酸Na）、（原材料の一部に乳成分、小麦、鶏、大豆を含む）		
内容量	70g	品質保持期限	表面記載
保存方法	10℃以下で保存してください		

ハムの原材料名表示

一方日本では、異種たん白と水による増量や、燻煙の方法の変化……。ハムが本来の姿から遠ざかるにつれて、味の均質化も進んできました。そして、食べ比べの結果をみても、その味に買う側が慣れてきた部分もあります。「本来の味のする製品がほしい」そう思う人ももちろん少なくないはず。しかし、添加物なしのハムやソーセージを作っているメーカーは、実のところまだごく少数なのが現状です。

そうした数少ないメーカーのひとつを訪ね、その理由を考えてみることにしました。

よけいな添加物を加えないハムづくりとは

創業70年近くになる、山形・鶴岡市の東北ハム。中堅メーカーとして、長年ハム・ソーセージづくりに携わってきました。そのメーカーが、２００1年から、初めて「本格的無添加」の製品づくりに取り組み、出羽シンケン工房(シンケンはドイツ語でハムのこと)を作りました。水や卵たん白などで増量をせず、亜硝酸塩も使わない。原料は、豚肉に、塩、砂糖、香辛料のみが基本です。

「約20年前にも、添加物を入れないで作ろうと思ったんです。でも、結局どうしても踏み切れなかった。亜硝酸塩を抜くと、色合いが変わり、保存性も落ちます。そのへんで、非常に懸念があったたですね。味も変わるんです。亜硝酸塩には豚の臭みを消す作用もあるので」

こう語るのは、現会長の帯谷《おびや》行夫さん。現在の社長、甥の伸一さんの代になって、無添加の製品を手がけるにあたっては、かなりの覚悟があったといいます。

無添加のハムとベーコンを作っている現場を見せてもらいました。

亜硝酸塩を入れないために、材料の豚肉は、臭みをできるだけ抑えるのが課題でした。そのため、長年のつきあいのある「最上川ファーム」の豚肉を使うことにしました。ここの豚は、品種などを選び、えさや飼い方の工夫で、あっさりして肉質がよく、臭みもない豚肉になります。

その肉を漬け込むことからハムづくりが始まります。まず塩に砂糖、こしょうなど香辛料を混ぜたものを、職人が肉にすりこんでいきます。こしょうの香りが漂う中、大きなかたまりにまんべんなく手ですりこむ作業は、迅速でていねい。

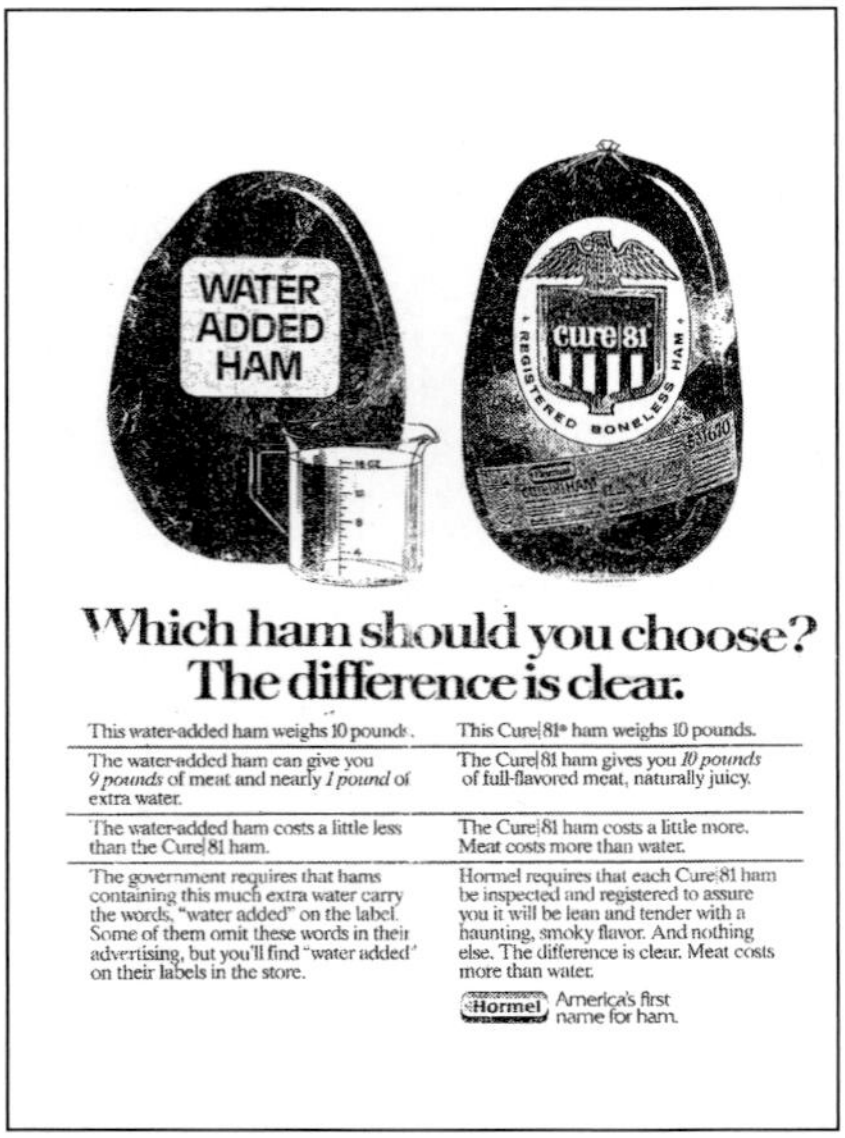

水を加えたハムと、加えていないハムと、どちらを選ぶべきでしょうか、と訴える30年ほど前のアメリカの雑誌広告

ここでよくすりこんでおかないと、中まで塩分などが浸透しません。脂身より、赤身のほうに多くつけるのがコツです。

それから、0度Cの冷蔵庫で寝かせ、熟成させて、肉のうまみを引き出します。寝かせる時間は製品によって違い、ロースハムなら10日、ベーコンは30日。この間に肉汁が出てきて、肉が浸るほどになります。それだけ水分が抜け出たということは、肉のほうも小さくなっているわけです。

熟成が終われば、燻煙です。

鉄の扉の窯の中は、下に木のチップ(桜、ヒッコリーなど)が一面に敷かれています。火をつけると、ゆっくりと燃え広がり、香ばしい香りを漂わせながら煙を上げ続けます。そこに大きな肉のかたまりを吊します。窯の中の温度は50度Cぐらい。ハムは一晩、ベーコンの場合は二晩かかります。

そのあとボイルして、中まで火を通してやっとできあがりです。ひとつのハム、ベーコンができるまでの人手と時間。特に時間は、思った以上にかかっていました。

コンビネーション・ハムが作られる理由

技術畑を歩いてきた会長の行夫さんは、ハムづくりの現場が変わっていくのを、現場でじかに見ていた一人です。

行夫さんが業界に入った頃は、日本でも、まだ昔ながらのハムづくりが行なわれていました。しかしその後、肉の筋肉組織の細部まで針を刺し、水分を注入できるインジェクション法の機械が出てきて、昭和40年代半ばごろから日本でも普及し、がらりとハムづくりの様相が変わったのです。

「新しい機械が入って、製造期間が短縮されるとか、整った形で均一のものができるとか、そういった面では便利にはなりました」

塩などを手ですり込むかわりに、水分に溶かし、この機械で肉に注射すれば、塩分が肉に浸透するのが早いのです。同時に、肉の増量も可能になりました。卵たん白、大豆たん白などの異種たん白やリン酸塩はこの段階で注入します。こうした技術が、大メーカーを中心に業界全体に行き渡り、今では材料の肉より重量が重い、いわゆる「コンビネーション・ハム」といわれるものばかりがスーパーに並ぶようになったわけです。ＪＡＳ(日本農林規格)でも、標準では赤肉中の水分が75％まで許されています。

「ふつうのＪＡＳは、レベルが低いと思いますね。外国でコンビネーション・ハムといわれるものを、標準というのはおかしい。一番上の特定ＪＡＳの規格ならいいものが作れますが、マークをつけるための手続きが煩雑ですし、それで売れるわけでもない」

ハムづくりの歴史や土地に根づいた味の好みが、ハムの評価や品質の違いに関わっていることも確かでしょう。ヨーロッパやアメリカでは、水を一定以上入れると、そのことを表示しなければなりません。それに比べて日本では、増量で本来とは大きくかけ離れた味になっていることに、あまり目を向けてきませんでした。最近、「無添加」をうたう食品も多くなってきていますが、ハム類の場合は「着色料、保存料を使っていません」と表示しているものでも、異種たん白や水を入れている場合が多いのです。こうした現状を、行夫さんは、以前外国を旅行した経験から「単なるコストの問題ではないような気がします」と語ります。食べものはこうして作るんだ、という人々の意識が守られているかどうか、だと。

＊

ボツリヌス菌など土壌菌を絶対持ち込まないことを第一に注意し、より厳しく製造工程を管理しながら、亜硝酸塩も入れない製品を作り始めた東北ハム。

社長の伸一さんは、今後もこの商品を作り続けていくために、もっと流通や買い手との理解を深めることも必要、といいます。

無添加のハムがどういうものなのか、買い手の知識はまだ不十分です。たとえば亜硝酸塩を使っていないものは、常温で放置しないなど、買ってからの保存に気をつける必要があります。また、メーカーに「薄くスライスしたハムで野菜を巻こうとすると、割れてしまう」と苦情をいう人もいますが、異種たん白を入れれば、こうした身割れはしません。割れやすいのは増量をしていないからこそ起こる現象なのですが、買い手は使い勝手や安さ、見た目を優先しがち。そうしたところから、メーカーも添加物を入れざるを得なくなっていき、流通の側もまた、置く商品を限定していくのです。

「売り手の側で今求められているのは、お客様が手に取るパッケージのデザインや商品の見栄え。でも、亜硝酸塩を入れなければ、見た目は映えないし、賞味期間も短く設定せざるをえないので、無添加の商品は、売り手の側にとって売りにくいことは間違いないんです」

製造に長くかかるため、今のところそれに合わせた出荷方法で売るしかないのも、悩みの種です。

ベーコンができるまで　出羽シンケン工房の場合

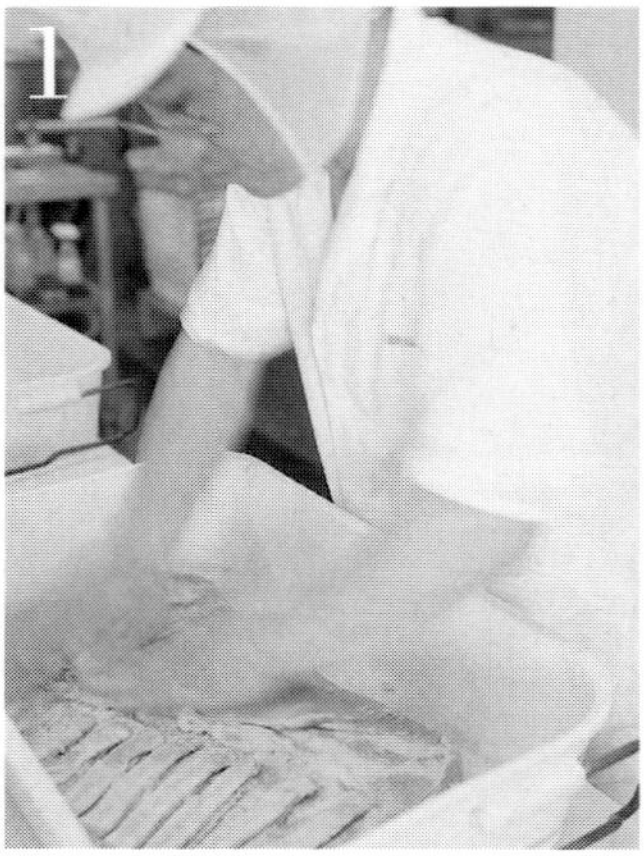

肉に塩などをすりこむ

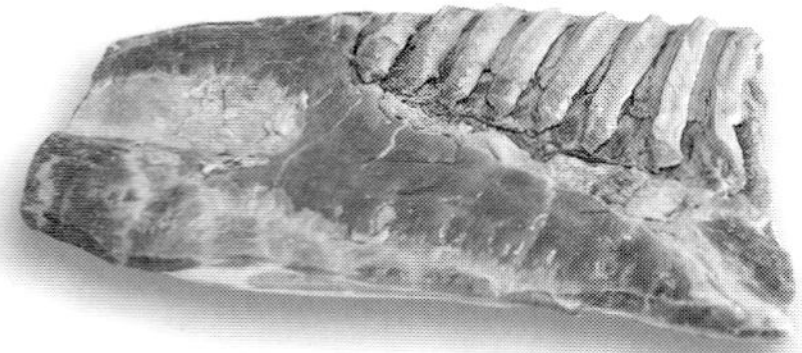

ベーコンの
材料のバラ肉

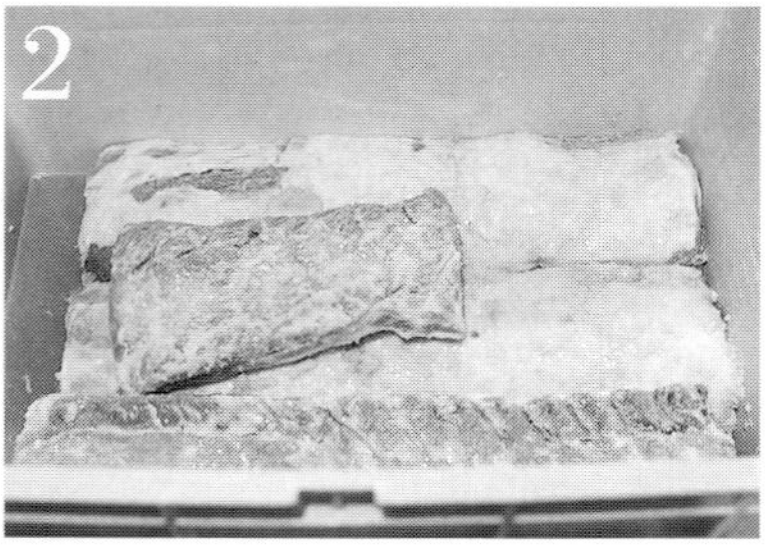

漬け込んでいる肉。
ベーコンの場合は30日かかる

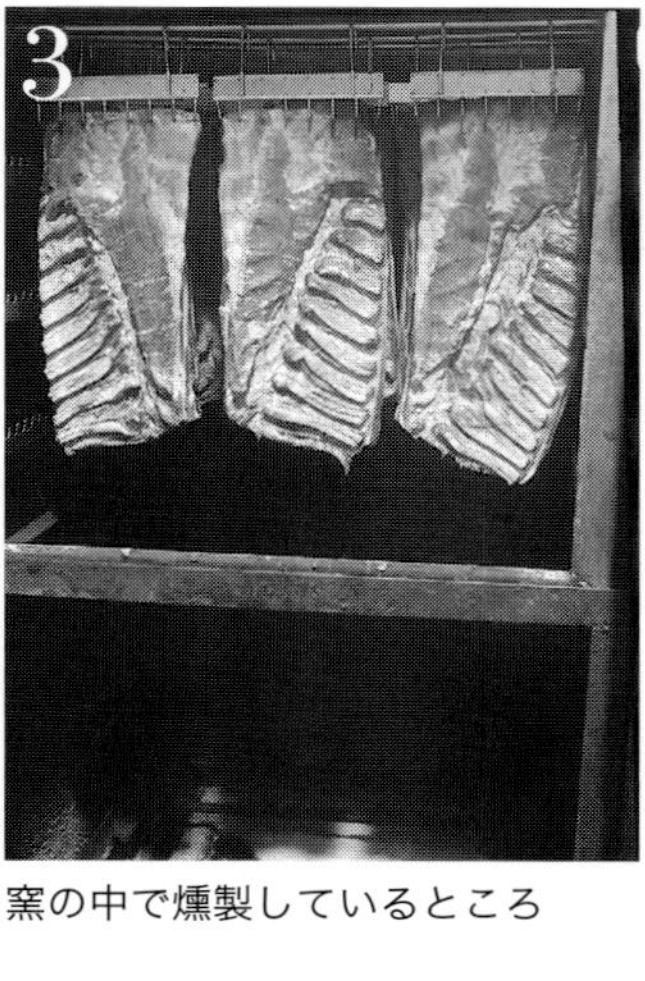

窯の中で燻製しているところ

「メーカー側の取り組みだけでは、なかなか実現していかないと思います。いいものを作りたい気持ちはどのメーカーにもあるのですが、売れない、廃棄される、というのでは、やった努力が報われない。ですから、お客様や販売店に、できるだけ説明してやっていこうと思っています」

こうした地道な努力が実を結ぶには、まだ時間がかかりそうです。

ソーセージ

ハム、ベーコンのように、食肉に食塩や香辛料を加えて調味し、加熱したり燻製にしたりして保存性を持たせた加工品は、他にもいろいろな種類があります。その中で、肉の部位にあまりこだわることなく、内蔵から血液まで、ほとんどすべての部分を利用する加工品がソーセージです。

材料肉を砕いたりすりつぶしたりして、同じ家畜の腸に詰めるという加工方法は便利で能率的ですから、各民族、各国、各地方に、それぞれ特徴ある製品が生まれました。日本では戦後、消費者の生活水準の向上に添うように、魚肉ソーセージから現在の本格的ソーセージへと市場が変化して来ました。魚肉ソーセージの時代から長く続いていた「赤い表面着色」が廃れて、発色による肉色以外には不自然な外観がなくなり、また、肉を詰める「腸」も、以前にはよく見られた非腸材料が随分減ったのも消費者の生活水準の変化から来ているのでしょう。

日本で一般に好まれるソーセージには、ウインナ、フランクフルト、ボロニアなどがありますが、海外旅行、海外との交流が進むにつれて、新しい種類にも嗜好が及び、ポルトガル、ポーリッシュ、チョリゾーなどの需要も増えています。カルバスやサラミのように、細かくさいころ状にした脂肪の塊りを混入したタイプも市場に出ています。時には、加熱しないポーク・ソーセージのタイプも見かけます。これは、購入したものを、その日に調理することが必要ですが、キャベツの酸っぱい漬物とともに、煮たり炒めたりするとおいしい料理ができます。

着色については、以前のような真っ赤な着色はあまり見られなくなりましたが、一般に、亜硝酸塩による発色、燐酸塩による結着などのほか、保存、調味などのために各種食品添加物が使用されることはハムの場合と変わりません。澱粉や異種蛋白などの混入は技術上普通のこととなっています。この場合に、混入物の量が5％程度以上となれば、偽和(アダルタレーション：本物に異種の材料を混ぜて本物らしく見せること)の疑いがあります。ソーセージを選ぶ場合には、かりに無添加であっても、偽和にも留意することが必要です。いずれにしても、購入する場合は、原材料表示を始め、食品の表示は必ず見たいものです。

「手作りハムの類」を地域的に生産販売している小さなお店なら、全国に少なくありません。

しかし、発色剤はじめ食品添加物を外した無添加製品を作るためには、徹底した食品衛生意識と安全管理システムが必要になるため、手作り＝無添加とし難い面があります。この章で紹介した出羽シンケン工房や、製品テストの対象とした大多摩ハム、蒼生舎ほか、生協や共同購入グループに無添加または準無添加の製品を提供している各地の企業のように、本格的な技術と設備を備えたある程度以上の規模のメーカーとなると、流通の問題がどうしても絡んできます。商品が店に置かれなければ売ることはできない。そのため、無添加の商品を作っていくには、かなりの覚悟が必要です。

無添加ハムのこうした現状を知って、買い手側が、そうした状況を変えていけるのか。ここのところ叩かれてばかりのメーカーですが、私たち買い手が考えなければいけないことも実は多いのです。【M】

（「暮しの手帖」Ⅳ世紀1号－二〇〇二年）

第二章
ミックス粉

本章では、
手作りのお菓子について取り上げます。
市販されているミックス粉から作るお菓子と、
本来の手作りとを実際に作り、
味や手間の違いなども見てみました。

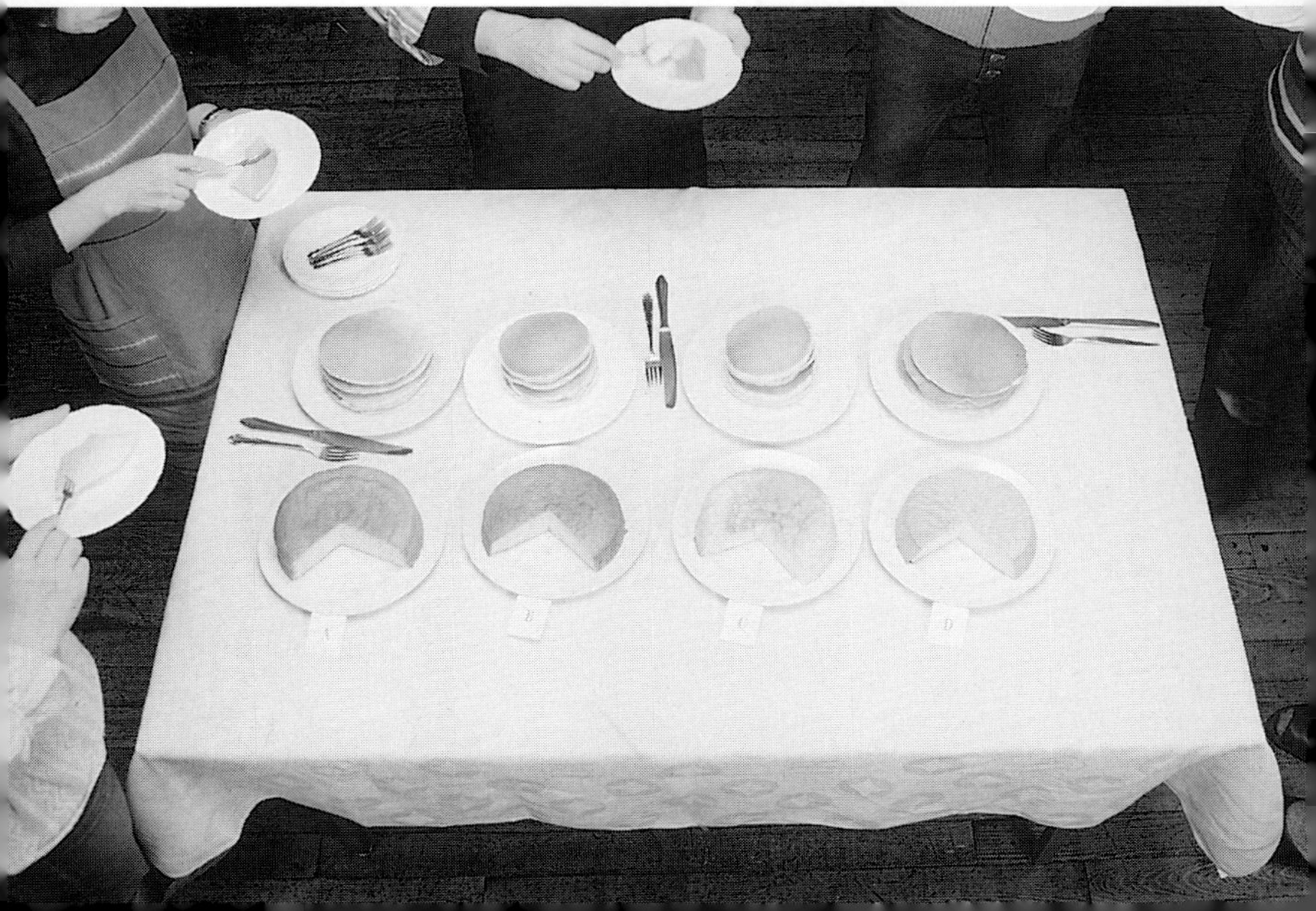

売り場にあふれるミックス粉

スーパーのお菓子材料のコーナーに行くと、ホットケーキやスコーンなどを作るための専用のミックス粉が、色とりどりのパッケージで並んでいます。最近では、スポンジケーキやクッキー、マフィンと、できるお菓子の種類もいろいろ。数十種類のミックス粉がそろっているところもあります。

お菓子を作ったことがある人ならおわかりのように、ケーキでもクッキーでも、基本的には小麦粉と砂糖を、卵やバターなどと合わせて作ります。

ミックス粉を使えば、あまり失敗することなく、簡単にお菓子ができるのかもしれません。でも、ふつうはお菓子によって、専用の粉をわざわざ使う必要はありませんし、ミックス粉に比べて手作りするのが特に大変なわけでもありません。それでもミックス粉が販売されているのはなぜでしょう。ミックス粉とは、どんなものなのでしょうか。

ミックス粉って、何?

ミックス粉を、製粉業界ではプレミックスといいます。あるお菓子を作るのに必要な材料を

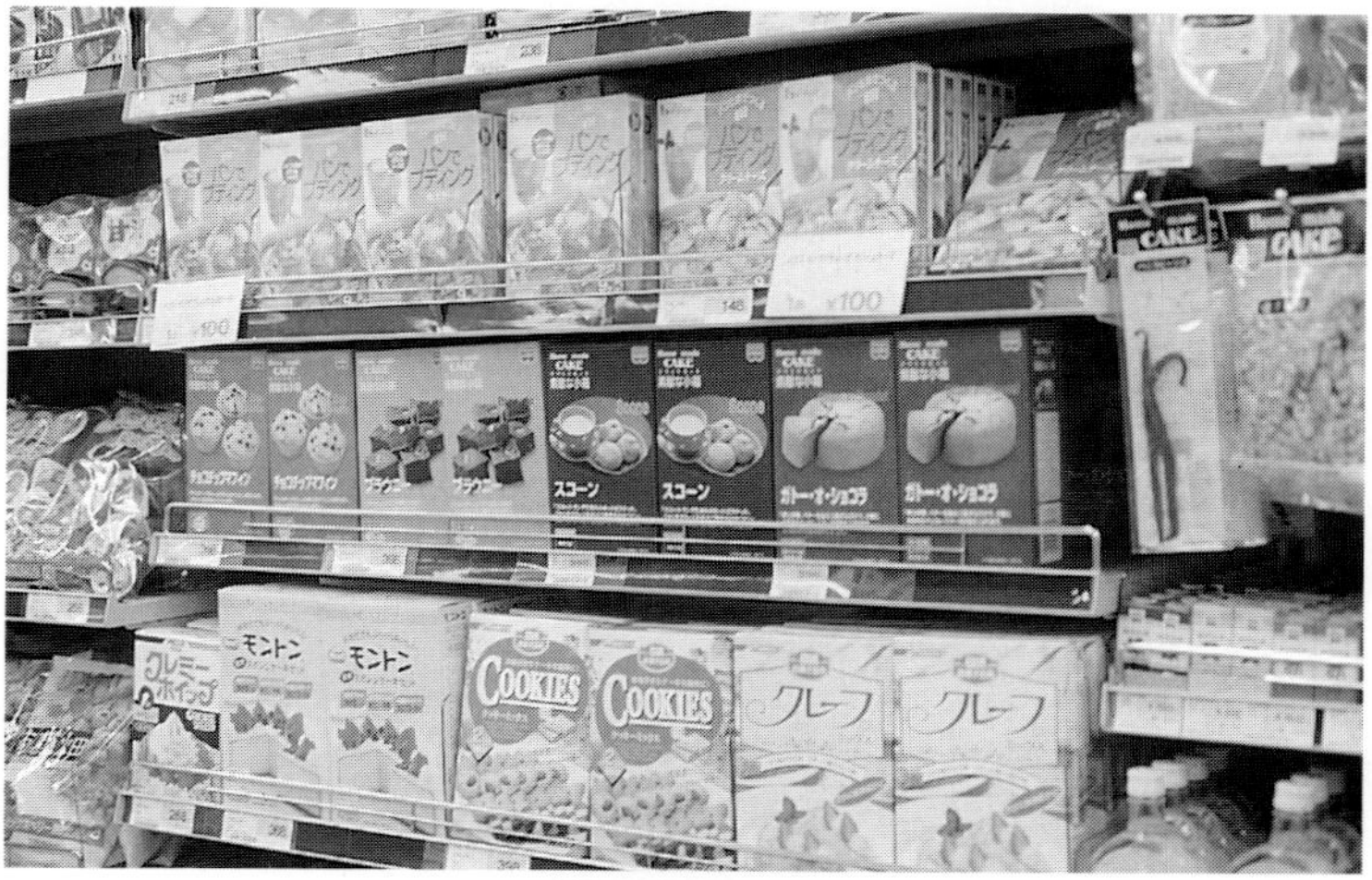

ミックス粉が並ぶスーパーのお菓子材料コーナー

あらかじめ《プレ》、ちょうどいい割合に混ぜ合《ミックス》わせている混合粉、という意味です。材料を量る回数は、たしかに少なくなりますから、広く利用されるようになり、今や、お店で売られているお菓子も、ホテルで出されるホットケーキも、業務用ミックス粉を使っているもの、また業務用ミックス粉で調理してから冷凍したものが多くなりました。

　材料は、小麦粉、砂糖、油脂、ベーキングパウダーなどが基本ですが、そのほかにも私たちが家庭で手作りをするときには使わないようなものがミックスされている場合が多いのです。

　ある大手メーカーのホットケーキミックスの表示を見てみましょう。原材料は「小麦粉、砂糖、ぶどう糖、植物油脂、脱脂粉乳、食塩、じゃがいもでん粉、ベーキングパウダー、カゼインNa、

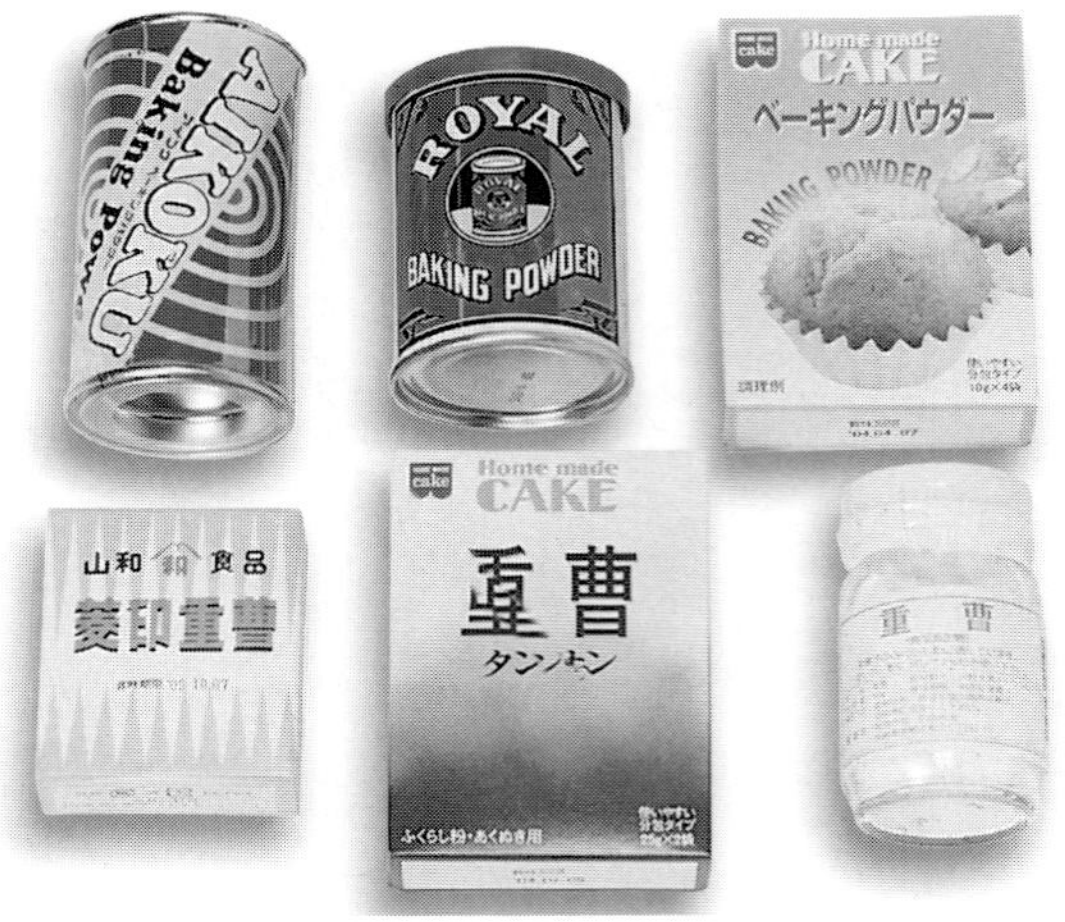

ベーキングパウダーと重曹。
ベーキングパウダーは、製品によって入っている成分が違う

乳化剤（大豆由来）、香料、着色料（ビタミンB_2）」とあります。また、スポンジケーキミックスには「砂糖、小麦粉、麦芽糖、小麦でん粉、植物性油脂、乳化剤、ベーキングパウダー、香料、安定剤（グァーガム）」でした。

本来、小麦粉と砂糖、卵があれば作ることができるケーキに、ずいぶんいろんな食品添加物が使われているものです。どの食品添加物も、基準を守って使用されているはずですが、安全性にも、また味にも影響はないと言い切れるのでしょうか。そもそも、ミックス粉を使うこと自体、「手作り」と言えるものでしょうか。

ケーキを実際に作ってみたら

「暮しの手帖」編集部では、小麦粉、砂糖から作るレシピ（一九七四年Ⅱ世紀31号に掲載）のものと、市販のミックス粉3種類とを実際に作って、手間やできあがりの味の違いを比べてみました。作ったのは、スポンジケーキとホットケーキのふたつ。私たちのレシピによるものは、囲みのなかの材料を使いました。

まず、スポンジケーキから取りかかりました。ミックス粉のものは、それぞれ説明書通りに作ります。ミックス粉と卵、牛乳をハンドミキサーで泡立ててから型に入れてオーブンへ、という単純な作り方のもの。卵を卵黄と卵白に分けて、それぞれ砂糖といっしょに泡立て、卵黄の方にミックス粉を入れ、その前後に卵白を2回に分けて加えるといった、やや複雑な手順のものもありました。

手作りのスポンジケーキの材料
（20センチのケーキ型1コ分）
・薄力粉　120g
・砂糖　120g
・卵　4コ
・バニラ・ビーンズ
（バニラは入れなくてもよい）

手作りのホットケーキの材料
（大きめ4枚分）
・薄力粉　200g
・重曹　8g
・卵　2コ
・牛乳　200cc
・砂糖　60g
・レモン汁　12mℓ

私たちのレシピは、だいたい、次の通りの手順です。

1・小麦粉をふるいにかけておく
2・ボールに卵と砂糖を入れ、ハンドミキサーでクリーム状にしっかりかりするまで泡立て、バニラ・ビーンズを軽くすりおろす
3・小麦粉を入れ、さっくりと混ぜる

4・薄くバターをぬって粉をはたいておいたケーキ型に、平らにタネを流し込む。型ごとテーブルにトントン落として空気を抜く
5・180度Cに予熱したオーブンで、30分ほど焼く

単純なものと比べれば、たしかに手順は増えますが、卵を泡立てたり粉を混ぜたりするのは、ミックス粉でも同じです。特に本来の作り方が手間のかかる感じはありませんでした。

スポンジケーキを食べ比べると

こうして作った4種類のスポンジケーキを、20代から60代の男女12人で食べ比べてみました。まず見た目は、AとBがこんがりと焼き菓子らしく仕上がっているのに対し、CとDはやや焼き色がうすく、表面もすべすべ、ふわふわした感じです。

食べてみると、AとBは、生地はやや粗めですが、卵と砂糖の風味があり、CとDは生地がしっとりしていてきめ細かく、舌触りのいいのが特徴です。Aは「暮しの手帖」のケーキ、B・C・Dがミックス粉のものです。原材料を見ると、Bはミックス粉の中では、一番食品添加物が少ないものです。

AとBは素朴な味がしていいという人が、多くいました。CとDは、しっとりとした生地がいいという人といやだという人に分かれました。食品添加物の配合によって、こんなにできあがりが違うのかと、驚いてしまいます。

C・Dの方が店で売られているケーキに近いと指摘する人もいたように、市販のケーキの味に慣れている人は、そちらがおいしく感じるようです。

また、Aにもバニラを加えましたが、Aのおだやかな香りと比べると、B・C・Dはずいぶん香りが強く感じられました。

ホットケーキを食べ比べると

次に、手軽にできるホットケーキを作ってみました。これも本来の作り方のものと、ミックス粉3種類です。

ミックス粉は、あらかじめ卵と牛乳を合わせたものに、ミックス粉を加えて手早く混ぜてからフライパンで焼きます。混ぜるのに使うのは、手持ちの泡立器だけ。

小麦粉で作るホットケーキは、ベーキングパウダーの代わりに重曹とレモン汁を使いました。手順は、次の通り。

1・小麦粉と重曹をふるっておく
2・ボールに卵をいれ、混ぜてから、砂糖を加えて、ハンドミキサーで充分に泡立てる
3・牛乳を入れて全体に合わせ、小麦粉と重曹を入れ手早く混ぜる
4・焼く直前に、レモン汁を加える

できたタネをフライパンで焼くのは、どれも同じです。泡立てる手順がある分、やや手間がかかった感じがしました。

ちなみに、重曹を入れる際に加えるレモン汁は、和洋酢やほかの柑橘類の汁でも、同じように使えます。

できた4種類のホットケーキも、食べ比べてみました。参加したのは20代から60代の男女11人。本来の作り方のもののほうが、少しオムレツのような香りがします。見た目は、ミックス粉のホットケーキの方が、きれいな黄色をしていますが、これは、着色料のはたらきによるものです。また、半数の人は、食べなれている味に似ていたからなどの理由で、ミックス粉の方を評価していました。パレスホテル箱根では、自社製のトウモロコシ・パンをお客さんの要望によってミクスの形で提供していますが、これは、家庭の手作りとまったく変らないレシピでできています。ミクス商品の変り種かもしれません。

重曹とベーキングパウダー

スポンジケーキもホットケーキも、卵をよく泡立てれば、作ることができます。ただ、お菓子や作り方によっては、生地をふくらませるために、ふくらし粉(膨張剤)が一般に使われています。今回も、ホットケーキに重曹を使いましたが、ここで、ふくらし粉についても知っておきましょう。

ふくらし粉には、ふつう重曹と、ベーキングパウダーがあります。重曹は、炭酸水素ナトリウムという化学物質です。まんじゅうの皮や蒸し菓子などを膨らませるのに使われてきたもので、例えば、アイルランドの伝統的なパンは重曹で膨らませるように、昔から人類がその安全な利用に慣れてきたものです。ただ、お菓子作りに重曹だけを使うと、独特の臭いや苦味が残るので、特殊な製品を除いて、レモンや酢などの酸性を加えて中和する必要があります。それで、先ほどのホットケーキにもレモン汁を使ったわけです。

一方、ベーキングパウダーは、重曹やアンモニア化合物単品で起きる製造上の不便を、いろいろな化学物質を足して補う目的で作られる複合剤です。

ベーキングパウダーは、メーカーにより、化学物質やその割合が異なります。ある市販品の成分は「炭酸水素ナトリウム、焼ミョウバン、第一リン酸カルシウム、グリセリン脂肪酸エス

ケーキの広がり

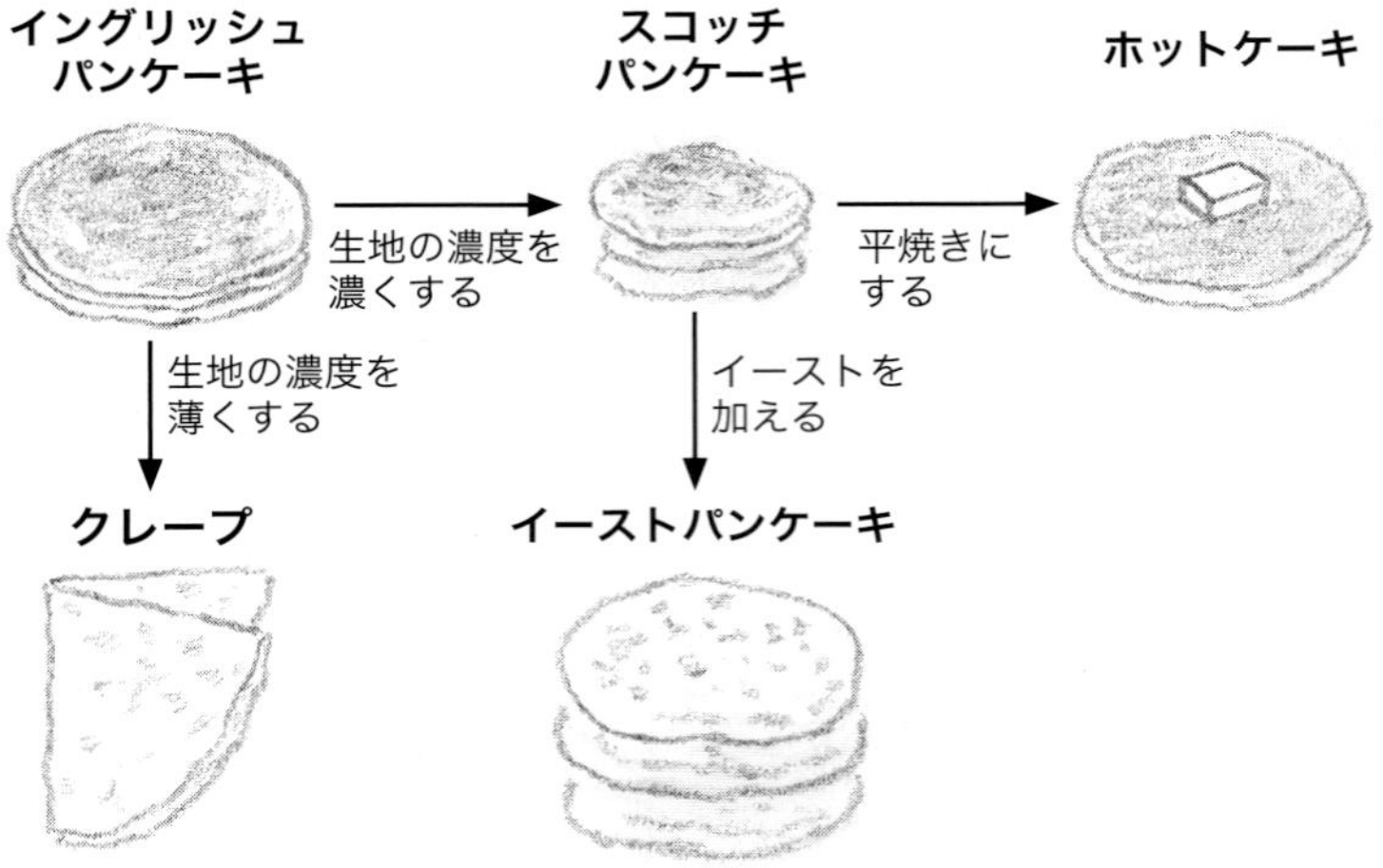

テル、d酒石酸水素カリウム、「コーンスターチ」でした。ベーキングパウダーの一種で、業務用のイスパタという膨張剤もあります。どら焼の皮など、用いる製品により、成分と配合が違います。

ベーキングパウダーの方が、お菓子作りには簡単に利用できます。でも、家庭で作る食べ物ですから、できるだけ食品添加物は避けたいという人は、重曹を使ってみてはどうでしょうか。

手作りお菓子の広がり

ミックス粉は、誰が作っても同じものができるように、食品添加物を入れてメーカーが作ったものです。その特徴や、中に何が入っているかは、見てきた通りです。家庭手作り用と銘うったミックス粉でも状況は変りません。

今回、作ったミックス粉のお菓子で、簡単なものは、材料を合わせて焼くだけです。お湯を注いで作るインスタントラーメンも、作るプロセスはありますが、それを、手作りです、といって食卓に出す人はいません。しかもせっかく家で作ったのに、本来必要のないものまで入っているとなれば、食べるよろこびも半減してしまいます。

本来の手作りは、ちょっと工夫をしながら、手間を楽しんで作るものです。お店では味わえない我が家のお菓子を作る方が、食べるとき、食べてもらうときの嬉しさも、大きいはずです。

お菓子は地方や国によって、少しずつ姿を変えた親せき同士のようなものです。たとえば、小麦粉と卵、牛乳を使って作るパンケーキの作り方を少し変化させると、さまざまな別のお菓子の世界が広がります。

いわゆるイングリッシュパンケーキの生地(卵大2コ、小麦粉200g、牛乳300ml)を牛乳や小麦粉の割合を変え、濃度を½にして広げると、フレンチパンケーキ、すなわちクレープになります。逆に濃度を2倍にしてぽとっとフライパンに落とすとスコッチパンケーキ(スコットランドのパンケーキ)、別名ドロップスコーンになります。イングリッシュパンケーキとスコッチパンケーキとの中間の濃度にし、ふくらし粉で膨らませると、ホットケーキの原型ができます。

また、スコッチパンケーキの生地にふくらし粉を入れず、卵を充分に泡立てて混ぜ込むことによってもおいしいホットケーキができます。同じ程度の生地にパン作りで使う圧搾酵母または粉末酵母を加えて、発酵させてからフライパンで焼けば、ちょっと酒まんじゅうを思わせる香りの、イーストパンケーキになります。

このように、レシピと味が広がっていくのが、手作りお菓子の世界なのです。小麦粉と卵、牛乳で作る、手作りの原点を見直してみましょう。【S】

（「暮しの手帖」IV世紀2号－二〇〇三年）

第三章
ブロイラーと地鶏

地鶏とはどんな「鶏」でしょう。
「おいしい」「安心」
「ブロイラーとはちがう鶏」……
そんなイメージがありますが、
どこまでそう言い切れるのでしょうか。
地鶏とそうでない鶏のちがいを、
あなたは本当にご存じでしょうか。

名古屋種（写真提供・愛知県農業総合試験場養鶏研究所）

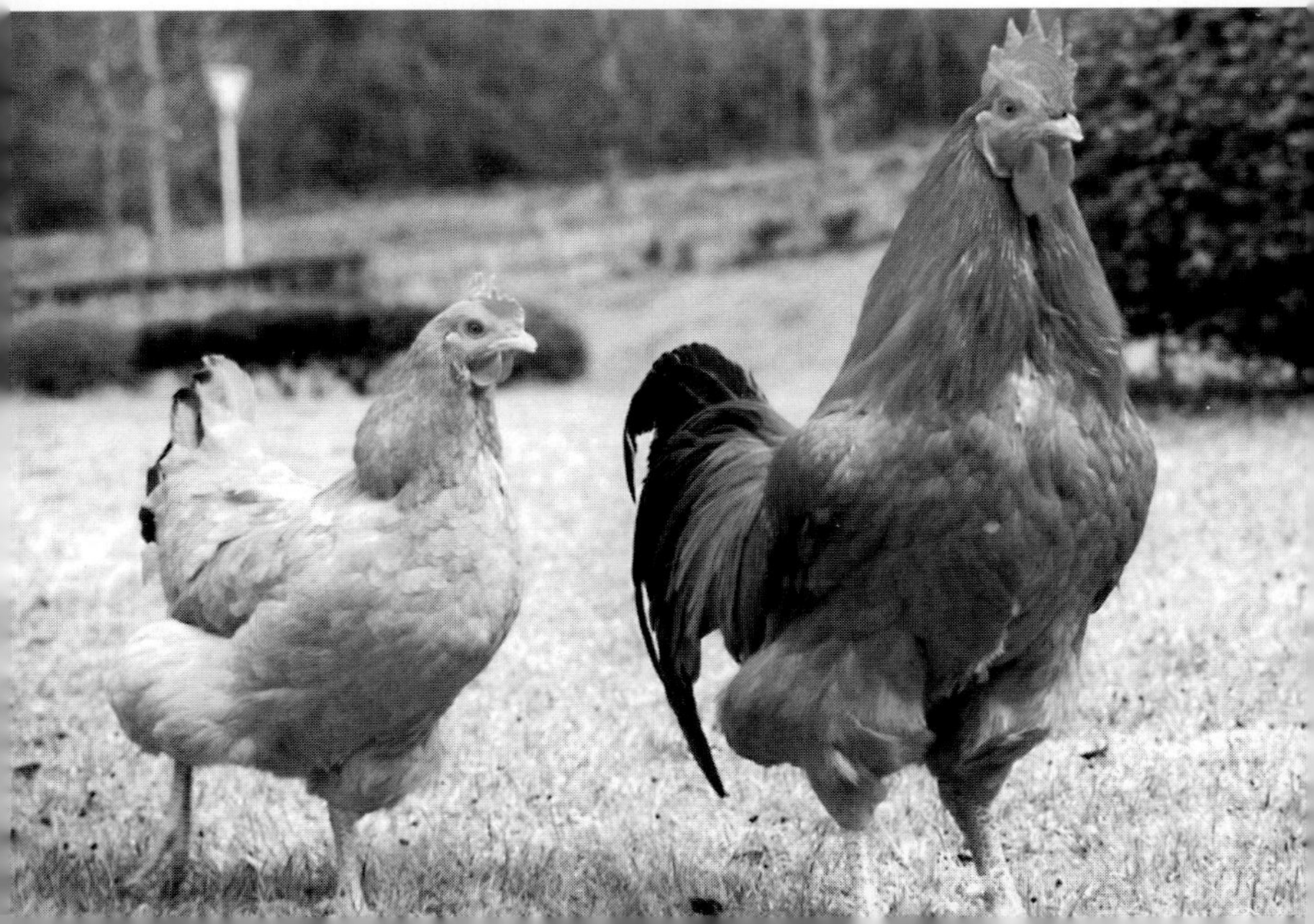

やきとり屋や鍋物の店のメニューに踊る、「地鶏」という言葉。ブロイラーとは味がちがいます、などという説明書きを読めば、どんなにおいしいだろうかと、期待がふくらみます。ふだんの買い物でも、「○×鶏」と地名などを名前につけた、ブランド品のような鶏肉をよく見かけます。ブランド鶏肉は年々増えて、最近はふつうの「若どり」が少なくなったような気さえします。

そうした鶏肉の料理を食べて、満足した人も多いでしょう。でも、地鶏なのに、食べてみたら肩すかしだった、という経験はありませんか。言われているようにおいしいものなのか、と疑問を持っている人もいるでしょう。

「地鶏」とは何なのでしょう。そして、とかく悪者扱いにされるブロイラーは、どんな鶏なのでしょう。鶏肉の世界は、実はそう単純ではないのです。

ブロイラーってどんな鶏?

ブロイラーのイメージはというと、白い鶏がかご《ケージ》に入って、大量に飼われている、という光景を思いうかべる人が多いかもしれません。しかし、そのイメージには、誤解があります。

ブロイラーという言葉は、あぶるという意味の「ブロイル」という英語からきています。つまりあぶって食べるための鶏くらいの意味で、品種の名前ではなく、八週齢(生後五十〜六十日)前後に出荷する若い鶏をさす言葉です。この言葉が日本で使われるようになったのは、昭和40年代ごろのことでした。

鶏には卵用種と肉用種、両方を兼ねた兼用種があります。日本では、それまで主に卵用種の白色レグホーンの若雄や、兼用種の間引き鶏、卵を産み終わった鶏を食べていましたが、このころを境に、海外からブロイラーの種鶏とブロイラーを育てる技術が入ってきて、肉用種を普通に食べるようになったのです。

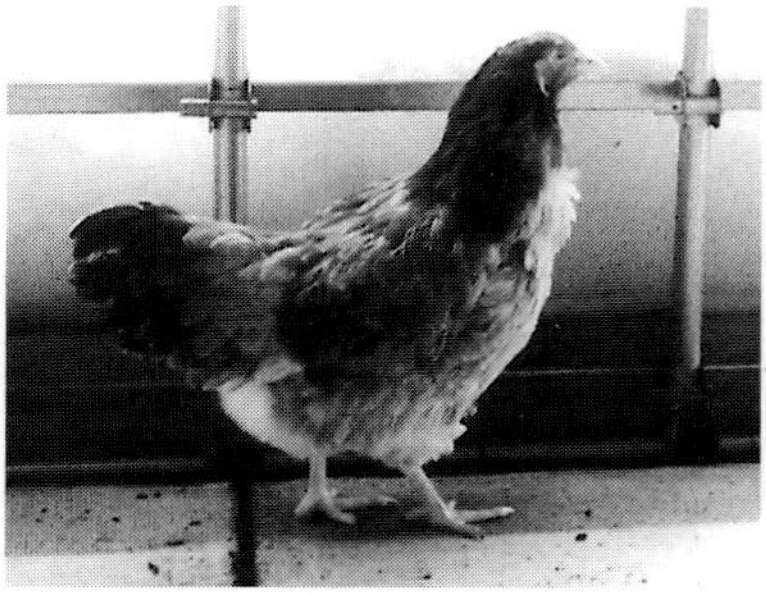

天然記念物の比内鶏
(写真提供・畜産草地研究所)

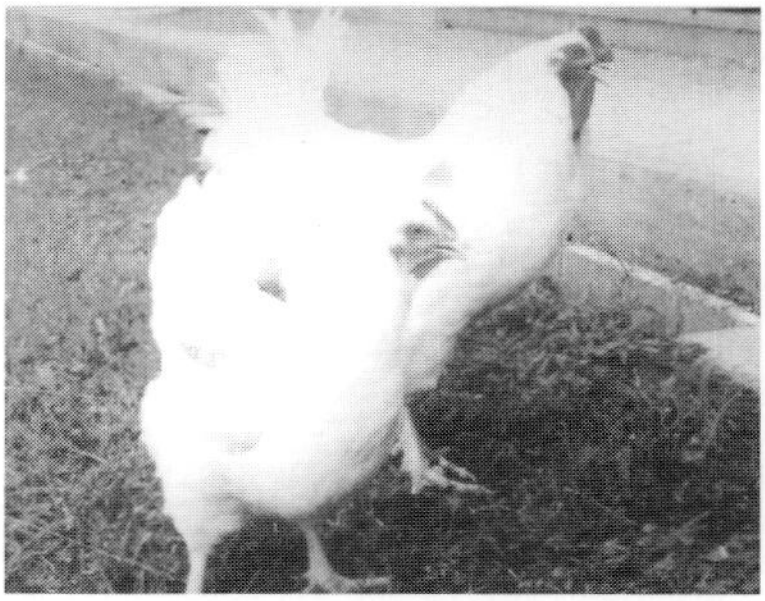

白色プリマスロックの雌雄
(写真提供・家畜改良センター兵庫牧場)

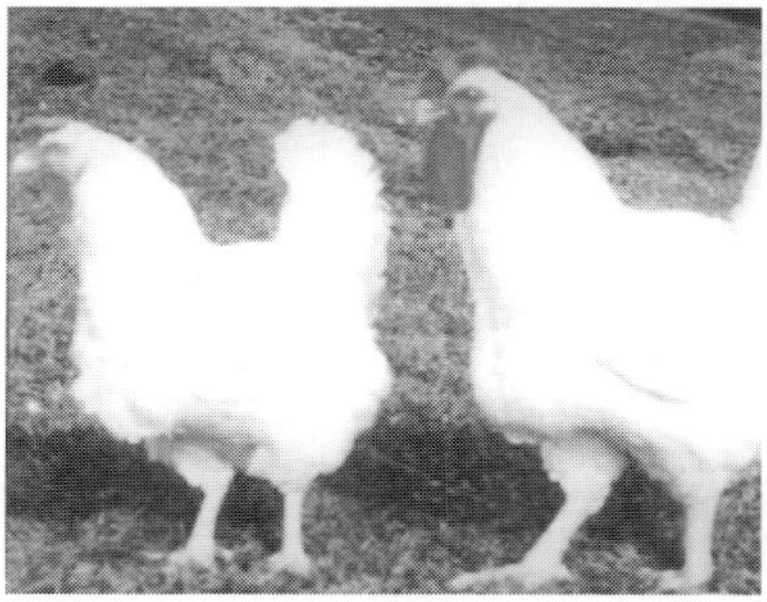

白色コーニッシュの雌雄
(写真提供・家畜改良センター兵庫牧場)

鶏に長期間エサを与えて育てると、経費がかさみます。若い鶏を肉用にするというのは、たくさんの鶏肉を安く供給するための、効率を考えたシステムでした。早く大きくなる鶏をたくさん作るため、アメリカやイギリスなどでは、鶏の品種・系統・交配組合せなどをいろいろ研究し、改良を重ね、世界中にその技術を売り出しました。そんなブロイラーは、いわば、鶏の世界標準《グローバルスタンダード》とでもいえるかもしれません。

今売られているブロイラーは、主に白色コーニッシュの雄と白色プリマスロックの雌などの品種をかけあわせたものです。親鶏は(時にはその親鶏も)大手商社などが海外から輸入していますす。一羽または数羽を金属の鳥かごに入れて囲うケージ飼いが多いのは、卵を採るための産卵鶏で、ブロイラーは、ほとんどが大きな鶏舎での平飼いです。ただ、とても高い密度で飼われています。

生後六十日前後で出荷されるブロイラーは、筋肉も発達していませんから、肉はやわらかく、あっさりしていて、くさみもあまりありません。逆に、長く生きた鶏ほど、肉は固くしまり、味や臭いが強くなるとも言われています。「昔の鶏肉はもっと味があった」というのも、以前は年とった鶏を食べていたのですから、当然なのです。

では、ブロイラーの味は本当によくないのでしょうか。

日本の食生活は、ブロイラーが入ってくる前とはずいぶん変わりました。海外の食材や調理法が、すっかりおなじみになり、油をたくさん使った料理もよく食べるようになりました。唐揚げなど、味つけの濃い、油を使う料理なら、ブロイラーのあっさりしたやわらかい肉が、むしろ合っています。肉のおいしさは、料理によって変わってくるのです。

名前のある鶏＝地鶏ではありません

売り場で、パッケージに「若どり」と書いてあるものが、ほとんどブロイラーです。しかし、そのほかの、「○×鶏」とブランド名を書いてあるものが、全部地鶏……というわけではありません。地鶏でなくても、「○×鶏」として売っているものが沢山あります。

地鶏と呼ばれている鶏とは何なのでしょう。

「地面で放し飼いしている鶏でしょう」

「えっ、日本の各地にもともと古くからいる鶏じゃないの？」

どちらもちがいます。地鶏は、地面で飼っている鶏という意味ではありませんし、よくいわれる「放し飼い」の鶏でもありません。放し飼いにすると、一羽あたり相応の土地面積が必要で、イタチやキツネなどに狙われやすく、病気に感染する可能性も高くなり、鶏が草むらを走り回るような飼い方は、とても難しいのです。また、もともと古くからいる鶏かというと、そうで

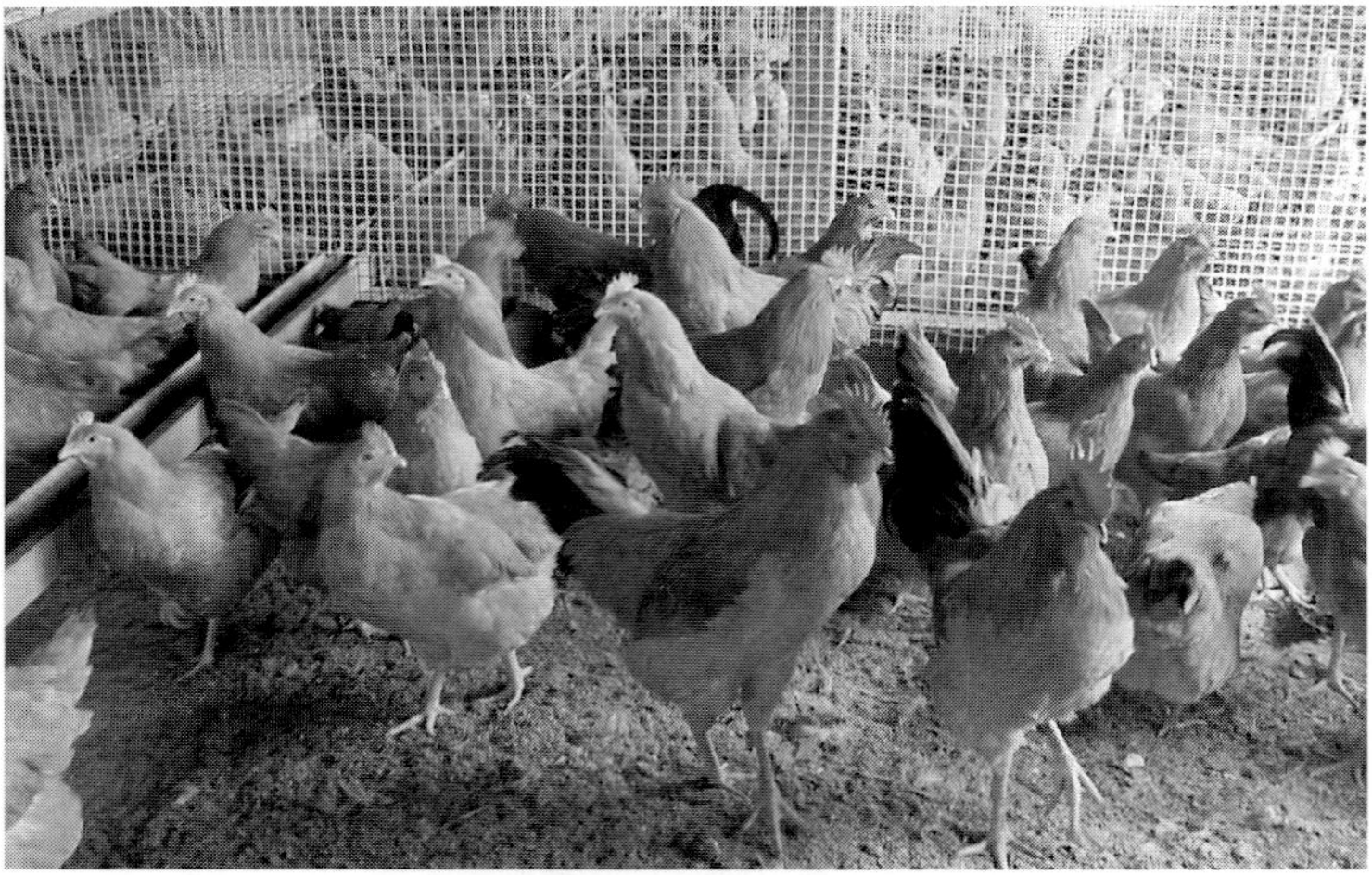

名古屋種を飼育している鶏舎（写真提供・愛知県畜産総合センター種鶏場）

もなさそうです。

　平成11年に、特定ＪＡＳの規格が施行され、流通上の地鶏の定義が、初めて公式に決まりました。別表にある規格を見ると、明治時代までに国内に定着した「在来種」の血が、50%以上入ったもの、ということになっています。片親が在来種であればよいのです。

　ただし、この「在来種」には、横斑プリマスロック種やロードアイランドレッド種など、元来、輸入種で「明治時代までに国内に定着した」とは言い難い品種も含まれます。特定ＪＡＳ規格は、まるで、すでに出回っている○×鶏を「地鶏」として追認しやすいように作られたかのような印象を与えます。

　そして特定ＪＡＳで認定された「地鶏」は、いまのところ、阿波尾鶏《あわおどり》・奥美濃古《おくみのこ》地鶏・紀州鶏・

播州地どり・はかた地どり・岡山地鶏、の六種類ぐらいしかありません。それ以外は、特定JASの取り決めを守っているとしても、○×地鶏と自分で名乗っているのが現状です。これもおかしなことですが、別に特定JASの認定を受けずに○×地鶏と名付けて売っても、違反にも問題にもならないのです。それでは、せっかくの規格が、安心して地鶏を買いたいという消費者の役にはたちません。

特定JASの規定による鶏の「在来種」

会津地鶏、伊勢地鶏、岩手地鶏、インギー鶏、烏骨鶏、鶉矮鶏、ウタイチャーン、エーコク、横斑プリマスロック、沖縄髭地鶏、尾長鶏、河内奴鶏、雁鶏、岐阜地鶏、熊本種、九連子鶏、黒柏窺、コーチン、声良鶏、薩摩鶏、佐渡髭地鶏、地頭鶏、芝鶏、軍鶏、小国鶏、矮鶏、東天紅鶏、蜀鶏、土佐九斤、土佐地鶏、対馬地鶏、名古屋種、比内鶏、三河種、蓑曳矮鶏、蓑曳鶏、宮地鶏、ロードアイランドレッド

さらに、鶏肉を買うときにまぎらわしいのが、その他の鶏の名称です。「地鶏」ではないのに、○×鶏という名前のついた鶏肉があるのです。これは、ブロイラーと同じ種類の鶏でも、育て方やエサを工夫したものならば、「銘柄鶏」として、肉に特別な名前を付けてもいいという取り決めがあるからです。パッケージを見ても、「地鶏」とのちがいはわかりにくく、「地鶏」と勘違いしても、無理はありません。

もちろん、鶏の飼育を工夫して、おいしい鶏肉を作ろうという考えはいいと思いますが、どのような工夫なのか、買う側には、ほとんどわかりません。銘柄鶏に使われている親鶏は、七割強が大手商社などが輸入している鶏の雌雄で、普通、

特定JASで定められている「地鶏」の規定事項

事　項	基　準
素びな	在来種由来血液百分率が50％以上のものであって、出生の証明（在来種からの系譜、在来種由来血液百分率及びふ化日の証明をいう）ができるものを使用していること。
飼育期間	ふ化日から80日間以上飼育していること。
飼育方法	28日齢以降平飼いで飼育していること。
飼育密度	28日齢以降1m²当たり10羽以下で飼育していること。

著名な、いわゆる地鶏(次頁参照)

流通名	親　鳥
純系名古屋コーチン	名古屋種の系統間交配
比内地鶏	比内鶏×ロードアイランドレッド

JAS認定を受けた「地鶏」の親鶏

阿波尾鶏	しゃも×白色プリマスロック
奥美濃古地鶏	岐阜地鶏×[白色プリマスロック×ロードアイランドレッド]
播州地どり	[薩摩鶏×名古屋]×白色プリマスロック
紀州鶏	しゃも×白色プリマスロック
はかた地どり	しゃも×白色プリマスロック

ブロイラー生産に使用される品種です。残りの大部分も、ブロイラー用の品種です。

また、十週齢以下で出荷されている銘柄鶏が六〜七割で、育てる期間も、ブロイラー型だと言えます。食べてみて「いつもの鶏肉とどこがちがうの？」と感じても、それほど不思議ではないのです。

比内鶏《ひないどり》と名古屋コーチン

「地鶏」というと、まず挙げられるのが、比内鶏と名古屋コーチンでしょう。秋田名物のキリタンポ鍋は「比内鶏じゃないといい味が出ない」とか、テレビのグルメ番組でも「今日の逸品は、名古屋コーチンを使ったぜいたく親子丼です」とか、何かとひきあいに出されることが多い鶏です。

でも、正確に言うと、今この二種類の鶏を買って食べている人は、いるわけがないのです。比内鶏は、国の天然記念物ですから、食用は好ましくないとされています。小売店に出回っているのは、主に、比内鶏の雄とロードアイランドレッドの雌を掛け合わせた比内地鶏という新しい名称の鶏です。生産者や流通業者が無頓着なのか、あるいは故意なのか、比内鶏の名称が横行しているのです。

名古屋コーチンは、明治38年(1905年)に固定品種として認められた後も、いろんな品種が掛け合わされたため、体型・羽色の変化などが顧慮され、大正8年(1919年)には、品種名が名古屋種と改められました。今、「名古屋コーチン」と呼ばれているのは、原則として名古屋種の中の、別々の系統の違う系統を掛け合わせた鶏のことです。こちらは、流通上の通称として、自治体も認めているようですが、品種としての名古屋コーチンは、正確には、いません。

本来の品種かどうかと、おいしさとはまた別の問題ですが、グルメブームに便乗する形で、高い値段を付けられる著名な品種名を乱用するのは、ごまかしと見られても仕方がありません。

ブロイラーと「地鶏」を食べ比べてみると

鶏によって、どれほど味の差があるものなのでしょうか。「暮しの手帖」編集部では、ブロイラーと、「地鶏」の代表として「名古屋コーチン」、「名古屋コーチン」をさらに4ヵ月以上飼育したといわれる「地鶏」、計3種類の鶏肉を、食べ比べました。調理方法は、もも肉の部分をつかったシンプルな水炊き、試食したのは、20代から60代の男女15人です。

まず、調理するときに、皮の固さの違いに気づきました。ブロイラーは割とあっさり包丁で切れますが、「名古屋コーチン」と長期飼育のものは、固さと弾力があって、なかなか切れません。また、肉を煮ているときのアクなどは、ブロイラーがいちばん多く出ました。

食べてみて明らかだったのは、ブロイラーと「地鶏」の肉の固さの違いです。ブロイラーはやわらかいのですが、「地鶏」はしっかりと身が締まっていて、嚙みごたえがあります。そのため、固くて嚙み切りにくい、食べづらいという声もあったほどです。肉自体の味わいについては、「地鶏」の方がコクがあるという人が半数で、ブロイラーをおいしいという人も7人いました。

また、同じ鶏種で、年齢の違う二者の差は、はっきり出ませんでしたが、「スープもおいしくなるし、自分は『地鶏』の方を使いたい」と話す人もいました。違いは確かにあっても、好みは分かれるということかもしれません。ことに、ブロイラーの味に慣れた若い人にとっては、

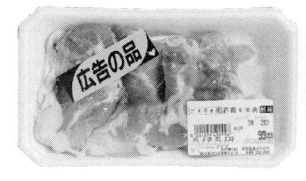

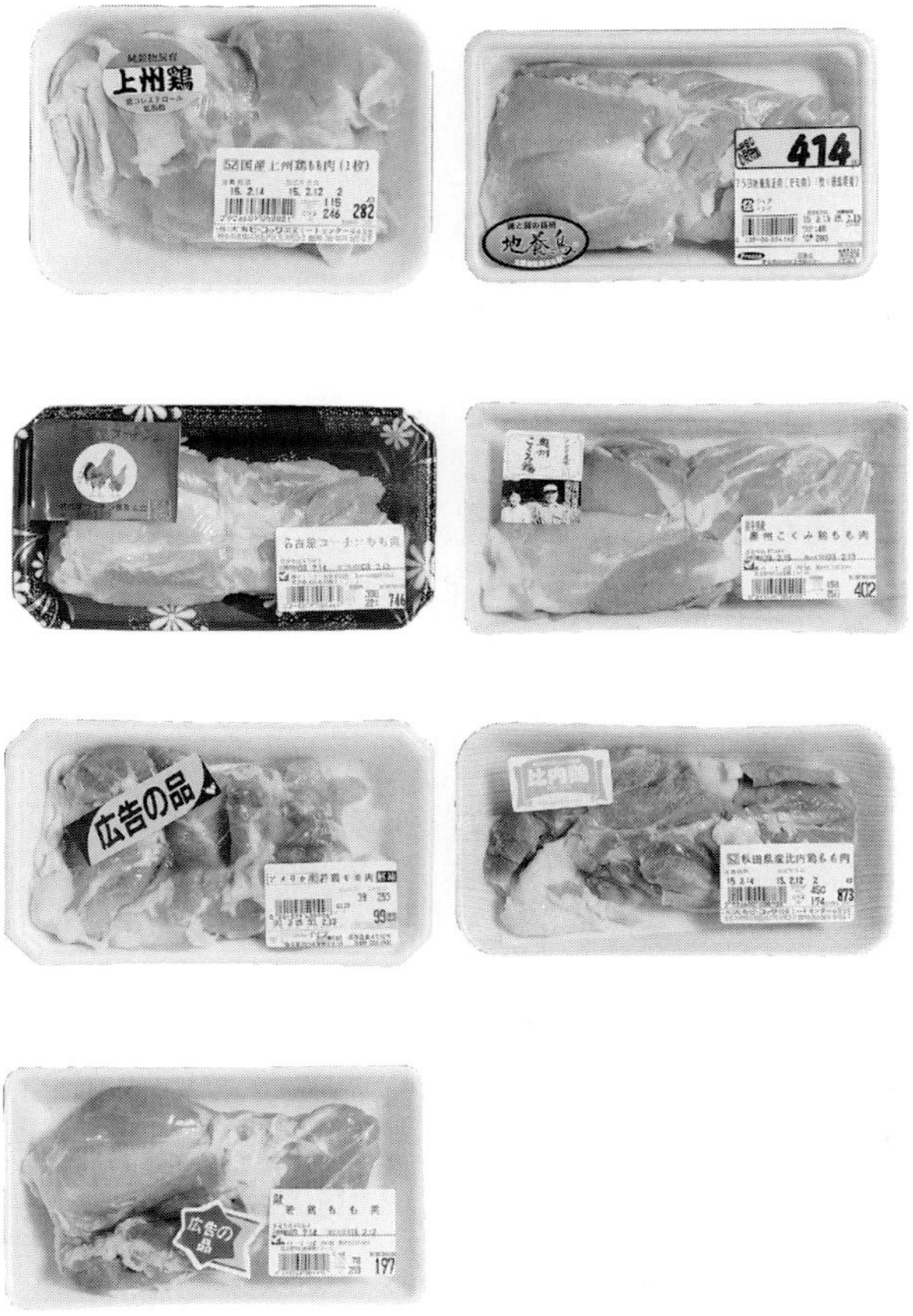

スーパーの売り場に並ぶ鶏肉。いろいろな名称がついていて、どれが地鶏なのかもわかりにくい

飼い方、エサなどに、食品としての配慮があれば、悪い肉ではないはずです。

売り手は確かな表示を

買い手にとっては、鶏肉によって、値段がずいぶんちがうのが気になるところです。グラムあたりの金額を見てみると、国産の若どりに対して、銘柄鶏は1・5〜2倍、「地鶏」は3〜4倍くらいの値段がついています。育てる期間や手間などでコストは大きく変わるのでしょうが、売り手は、値段に見合うおいしさや価値がある鶏肉であるということを、もっと詳しく、正確に、買う側に示してほしいものです。

たとえば、「地鶏」の定義がそうです。正しい品種名や育てた期間など、納得できる情報がほしいのです。また、銘柄鶏は、「地鶏」と「若どり」のちがいをはっきり表示すべきです。また、輸入(冷凍)ブロイラー肉についても、きちっとした情報と表示が必要です。

いろんな種類や味わい、値段のものから、安心して好みの鶏肉を選ぶことができるのが、当たり前です。私たち買う側も、安易な思い込みを捨てて、名前に踊らされることなく、実質的な買い物をしたいと思います。【M】

(「暮しの手帖」Ⅳ世紀3号 - 二〇〇三年)

第四章
おみやげ

楽しい旅行につきものなのが、お土産です。
お菓子や漬物、海産物、乳製品など、
その土地ならではの食品を
あれこれ買い求めて、
味わうのは楽しいものです。
ところが土産物は、原材料も、
作っている工場も、
その土地ではない場所のことが多いのです。
土産物の本当の姿を、調べてみました。

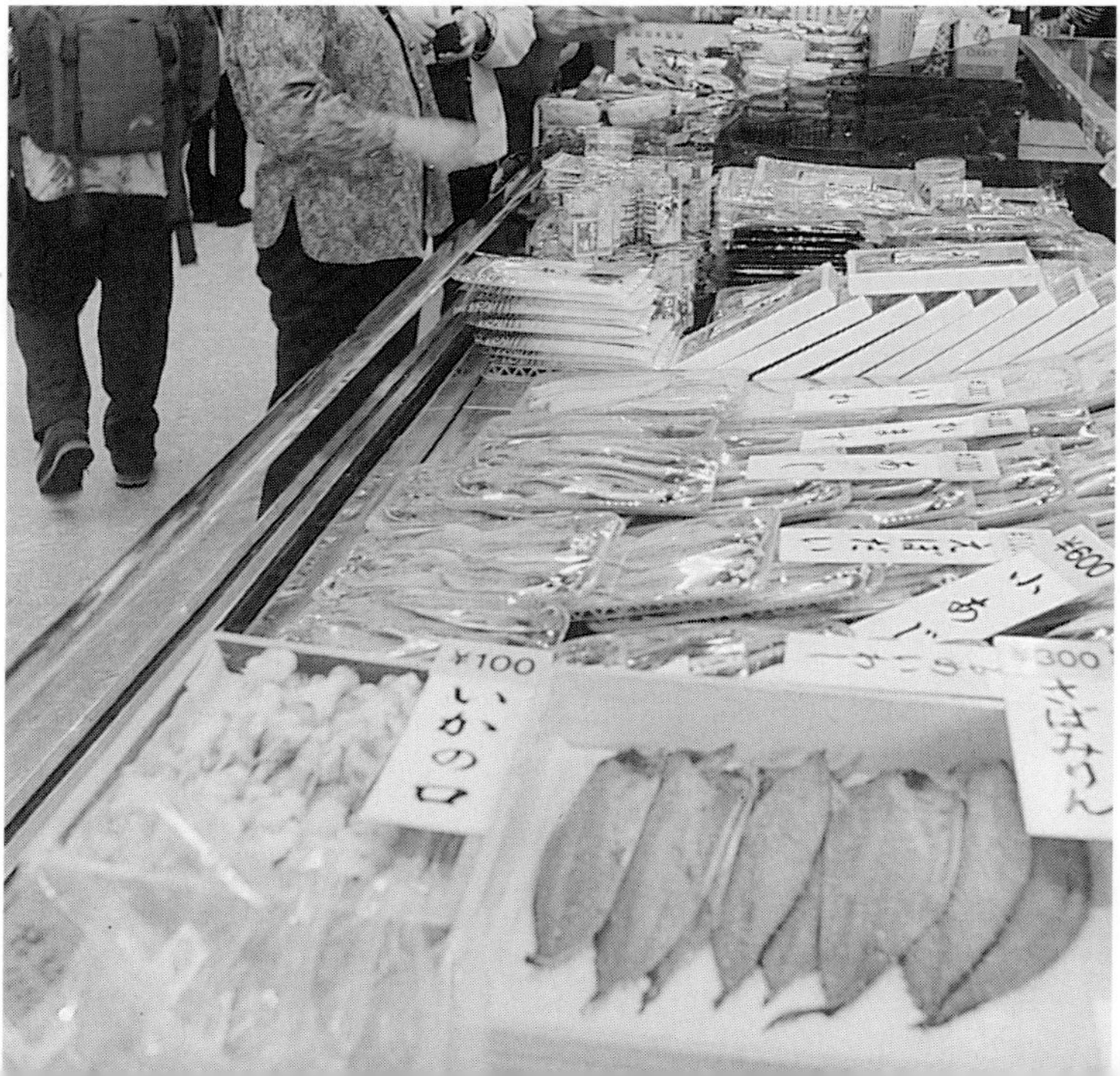

家族や親しいご近所に、面白かった旅のあれこれをお話ししながら、お土産を開くところまでが、旅行のうちと言えるかもしれません。お土産は、楽しかった旅のおすそ分けです。

本章は、お菓子や漬物、海産物、酪農製品など、食べる土産物について、取り上げます。

観光地の土産物店や、駅・空港の売店には、その土地の名物や、ユニークなパッケージの商品が色とりどりに並んでいます。つい、いろいろと買ってしまうお土産ですが、帰宅して食べてみたらあまり美味しくなかったり、よく表示を見ると、違う土地で作られていたりして、すっかり興ざめした経験はないでしょうか。

その土地ならではの材料と調理法で作られた、おいしくて質のよい土産物がほしいと思っても、いざ探し始めると、なかなかいいものに出会えないものです。

なぜ、土地の産物の略である土産を「みやげ」と読むのでしょうか。もともとは、お伊勢参りなど一生のうちにめったにない寺社詣でに行ったとき、送り出してくれた村の人たちに、お礼として寺社の縁起ものなどを持ち返った「宮笥《みやけ》」が、お土産の原型だと言われています。また、広辞苑を開くと、「見上《みあげ》、よく見、調べて、人に差し上げるもの」が、土産の古形(昔の意味)だと書かれています。それらのことから、土地の産物・土産をみやげと呼ぶようになったのです。

いずれにせよ、特別な機会に、良いものを選んで求め、持ち帰って配るのが、お土産ということでしょう。

土産物は、旅先でせっかく買って、人に差し上げるものなのですから、味も質も良いものを選びたいものです。しかし、土産物の食品を買う際には、いつもスーパーや商店で買う食品などよりも、注意をして見る必要があります。土産物には、私たちが欲しいとは思えない、いくつもの問題が隠れているのです。

温泉街に行ってみると

各地で土産物の事情はちがうのですが、試しに、ある有名な温泉地の土産物店街を歩いてみました。

二十ほどの土産物店が軒を連ねる通りは、休日になると大勢の観光客で賑わっています。温泉地といえば、お土産の筆頭に上がるのが温泉まんじゅう。もともとは伊香保温泉が発祥といわれていますが、今回訪ねた温泉地の土産物店にも、いくつもの温泉まんじゅうが並んでいたので、買い集めてみることにしました。

すぐに買い集まったのは、パッケージもとりどりの七種類です。うちふたつは、違う店で買った違うパッケージの商品にもかかわらず、同じメーカーが作っているものでした。

七つの中で、メーカーがこの温泉地の住所だったものは、たったふたつ。あとは、近隣の町

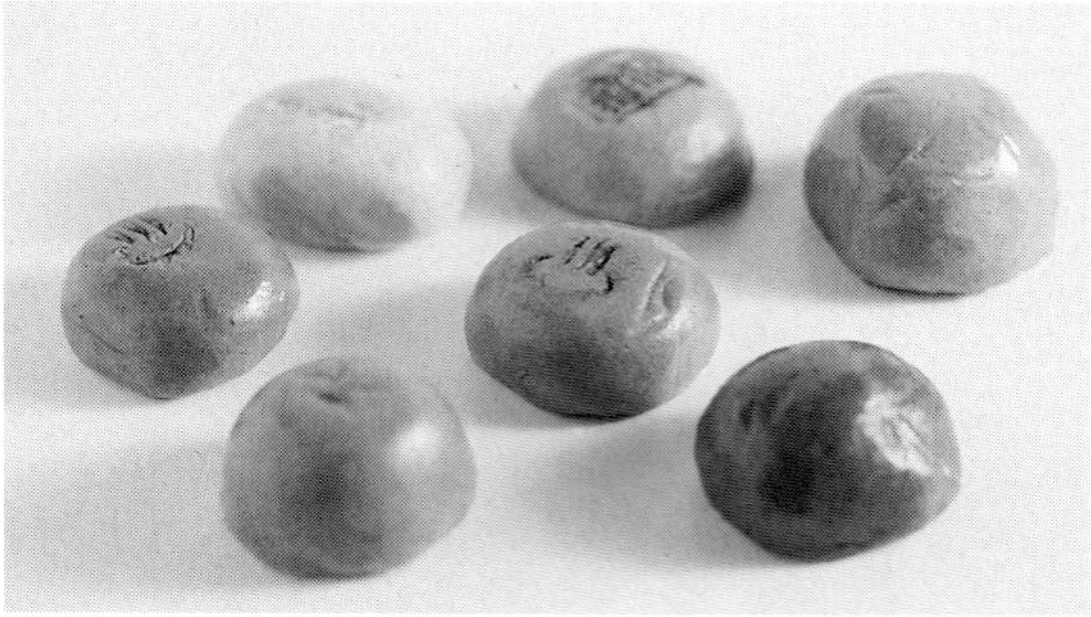

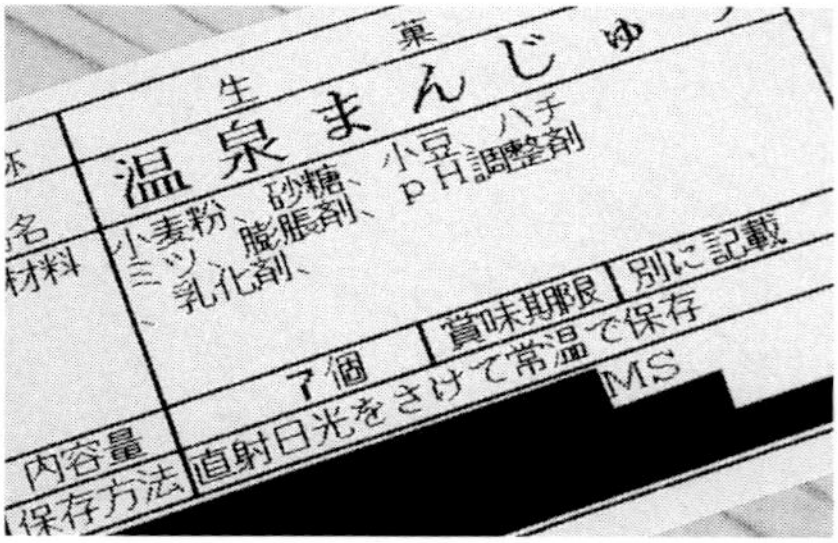

ある温泉地で買い求めた温泉まんじゅう7種。地元メーカーのものはふたつだけ。

で作られており、中には他県で作られたものもありました。

「ほとんどはよそで作ったものですよ。あそこのお店だけは、古くから自分ちで作ってるけどね」

ある土産物店の店員さんが、そう教えてくれました。

さて、買い集めたものを二日後に食べてみると、ほとんどのまんじゅうがやわらかいまで食べられました。ひとつだけ、ちょっと皮が固くなっているものがありましたが、これは「古くから自分のところで作っている」というメーカーのもの。軟度保持料の添加が差にあらわれていると見られます。製造年月日と消費期限の両方が表示してあり、期限は三日後。「お早めに」と書いてあります。ただ、製品の原材料表示はありませんでした。

他は、みな消費期限(あるいは賞味期限)はありましたが、製造年月日は書いていませんでした。期限も、買った日の四日後から一ヵ月以上先のものまで、まちまちです。原材料表示は、みなありました。ただ、本来は小麦粉、砂糖、小豆、それに膨張剤があればできるはずが、それぞれ材料にバリエーションがありました。個性を出すための材料もありますが、あまり必要とは思われない材料が入っているものがほとんどで、中には、「素材にはこだわり、健康と安心を考えています」とうたっていながら、必要ないはずの食品添加物を使っているものもありました。

この温泉地には、ほかにも、さまざまな土産品が売られていました。漬物や海産物、お菓子類などもありましたが、地元の人によれば「昔から地元にあるものではなく、近くの別の町で作っているもの」ということでした。しかし、別の町で作っていると知ってはいても、観光地に並ぶ地元産ふうの食品は、なぜか魅力的に見えてしまうものです。見ている横で、何人かのグループが、熱心に商品を選んでいました。朝から夕方まで、温泉地の商店街は観光客でいっぱいでした。

土産物のふたつの流れ

土産物は、同じ土産物店に並んでいるものでも、流通の仕組みから、大きくふたつに分けられます。大きな加工工場を持つ会社が一ヵ所でまとめて作り、全国の観光地へ商品名と包装を替えて出荷している、いわば給食センターのセントラル・キッチン方式のようなもの（以下、セントラル式と略）がひとつ。この、セントラル式の土産物は非常に増えていて、今や土産物売り場の大部分を占めるようにまでなっています。もうひとつは、地域振興や一村一品運動などで開発された、地元ならではの農畜産物や魚介類を加工して商品化した、村おこし方式のもの（以下、村おこし式と略）です。

ためしに買い集めた温泉まんじゅうは、セントラル式の最たるものです。温泉地からは遠く離れた土地にある工場から、「〇〇まんじゅう」「△△の温泉まんじゅう」などと商品名とパッケージを替えて、全国の温泉地へ発送されています。

もちろんセントラル式でも、中身のまんじゅうはまったく同じものではなく、皮の色や味などもある程度は違えてあるのでしょうが、「その土地、その地方の」名物だと思って土産物を買う観光客からすれば、一種の偽装にほかなりません。

セントラル式の土産物は、まず、賞味期限や品質保持期間が長くなければいけません。これ

有名な温泉地で買い求めたまんじゅう・7種類

	作っている場所	製造年月日	賞味[消費(買った日から)]期限	原材料
A	他の町	なし	6日後	小豆あん、黒糖、小麦粉、上白糖、塩、膨張剤
B	他の町(他県)	なし	31日後	つぶあん、小麦粉、砂糖、しょうゆ(大豆由来)、膨張剤、はちみつ、乳化剤、カラメル色素
C	他の町	なし	37日後	小麦粉、砂糖、こしあん、はちみつ、膨張剤、pH調整剤、乳化剤
D	他の町	なし	21日後	小麦粉、砂糖、小豆、はちみつ、膨張剤、pH調整剤、乳化剤
E	他の町	なし	34日後	小麦粉、黒糖、上白糖、つぶあん、こしあん、膨張剤、カラメル
F	町内	なし	4日後	北海小豆、沖縄黒糖、和三盆糖、餅飴、しょうゆ、膨張剤、澱粉、国内産小麦粉、増粘多糖類
G	町内	買った当日	3日後	記載なし

は、必須条件です。また、小売店と問屋の力が強いため、卸価格を小売価格の半分以下に抑えようとしがちです。つまりお店で売っている値段が千円だったら、メーカーは500円以下で卸すという形です。さらに、その観光地を何度も訪れるわけではない、いわゆる一見《いちげん》の客を多く相手にする商法のためか、見た目やパッケージデザインのほうにお金をかけた商品作りをしています。

それらを実現するためには、保存料を入れて日持ちを長くすることや、増量剤で水増しすること、着色料でおいしそうに見せることなどが不可欠です。また、原料となる食品そのものにかけられるコストを低くするため、廉価な輸入品も使われやすくなります。

つまり、セントラル式土産物には、添加物

がたくさん使われ、原料にお金がかけられず、地元で作っていない商品が多いのです。これこそ、売る側の理屈だけで作られたもので、観光客が欲しいと考えている土産物とは違うものになります。

村おこし式にもある問題点

それに対して、村おこし式の土産物は、本来、地域の人が地元で作って食べていたおいしい漬物や魚の干物などの伝統的な加工食品を、商品化したものです。何年か前には、一村一品運動として全国の市町村が盛り上がった時期があり、たくさんの新商品が生まれました。

しかし、昔ながらの作り方であれば嬉しいのですが、表示を見ると、本来必要ないはずの添加物が入っているものが随分あります。これは、どうしたことでしょうか。

主な原因は、地域の伝統食品を商品化しようとする際に、大手企業の技術者や業界のコンサルタントなどを招いて、指導を受ける自治体や農協が多いことです。一般市場でうまくいった例をもとに指導されるのですから、先に見たセントラル式の作り方が、「一村一品」の土産物作りにも、入り込んでしまうことになります。

そうすると、乳酸菌発酵で独特の酸味と風味が出る漬物を、酸味料と香料で代替して作ってしまうとか、麹漬けの麹が作る甘みを人工甘味料などに替えてしまうとか、昔ながらの作り方とは違った、当然、味も違うものが作られるようになります。

さらに困ったことに、その商品が成功すると、流れに乗ってもっと量産化を進めるメーカーが出てきます。グルメ雑誌で紹介されて注文が急に増えたり、大都市のデパートや食品専門のスーパーへ出店するようになると、原料もとても地域の生産物では間に合いません。

すると、地域外や県外、海外からの移・輸入品を用いるようになり、どんどん「地元ならではの」「伝統的な」ものから離れた商品が作られるようになってきたのです。

改正JAS法によって「原料原産地の表示」が義務づけられた加工食品

対象食品	主たる原料	適用年月日
農産物漬物のうち［らっきょう漬、梅干］	らっきょう、梅	平成13年10月1日
塩干魚類のうち［塩干さば、塩干あじ］	さば、あじ	平成14年2月1日
塩蔵魚類のうち［塩蔵さば］	さば	平成14年2月1日
うなぎ加工品（うなぎ白焼、蒲焼）	うなぎ	平成14年2月1日
乾燥わかめ	わかめ	平成14年2月1日
塩蔵わかめ	わかめ	平成14年2月1日
削りぶしのうち［かつお削りぶし］	かつおぶし	平成14年6月1日
農産物漬物（浅漬けを含む）	漬物となる農産物、水産物	平成14年4月1日
野菜冷凍食品	野菜	平成15年3月1日

土産物のどこを見るか

こうして業界の事情を調べてみると、セントラル式はもとより、村おこし式のものでも、問題が多いことがわかりました。それでも、いい土産物を手に入れたいと考えたら、土産物のどこを見て買えばいいのでしょうか。

添加物に関しては、いままでにも書きましたが、裏返して、表示を見ることです。聞きなれない原材料名が多いものは、それだけ添加物が多いことになります。

「小麦粉、砂糖、小豆、ハチミツ、膨脹剤、pH調整剤、乳化剤」

「水あめ、砂糖、加糖れん乳、植物油脂、メロン果汁、植物性蛋白、食塩、ソルビトール、乳化剤、酸味料、香料、アナトー色素」

これは、ある土産物のまんじゅうとキャラメルの原材料表示です。一個のまんじゅう、一粒のキャラメルに、実にたくさんの添加物が使われているものです。

また、表示の製造・販売会社名の後に小さく「ＭＫ」や「Ｓ２」などとアルファベットや数字が書かれているものがあります。この表示は、製造に複数の工場があるとか、下請け企業に依頼しているということで、土産物の場合は、たいていセントラル式の製品であることがわかります。

しかし、加工食品の場合、肝心の原材料となる食品の原産地については、一部の食品を除いては、特に法律上の表示義務がないため、わからないものが多いのが現状です。食品表示に関するJAS法(農林物資の規格化及び品質表示の適正化に関する法律)が改正され、梅干やうなぎ加工品など九種類の加工食品に関しては、原料原産地の表示が義務づけられています(対象食品については55ページの表を参照)。

農林水産省は、今後も対象となる加工食品の品目を拡大していくと言っていますが、今は該当しない食品の方がずっと多く、土産物を選ぶ際にあまり役に立ってくれません。例えば、チーズやバターなどの酪農製品や、魚介類の瓶詰め製品などもJAS法の範疇に入るのですが、原料原産地の表示義務は、まだないのです。

地元でとれた、その土地ならではの土産物を食べたいのなら、地元の人やお店の人に、よく尋ねるしか手はなさそうです。

新しい土産物の芽も

しかし、よりよい食品を求める消費者の声を、流通業者も無視してばかりはいられません。セントラル式の展開をしているメーカーでも、少しですが、いい製法でいい品物を作り始めた会社が出てきました。土産物売り場でトレーサビリティ(食品の産地などの履歴がわかること)

を重視したコーナーを設けた店もあります。

セントラル式でも展開しているあるメーカーは、「土産物の業界でも、安さを競う価格競争から品質を追求する時代の流れを感じています」と、本社のある地域の特産物を生かした、添加物を使わないお菓子や漬物、海産物などの土産物を製造・販売しています。消費者の声が強く上がれば、状況もさらに改善するかもしれません。

倉吉の土産物店の試み

私たちがこんなものがほしいと考える土産物ばかりを扱っている土産物店が、鳥取県倉吉市にありました。人口五万人ほどの山陰の小都市で、真摯な取り組みをしている土産物店「鶴乃《つるの》觜《はし》」です。

最中《もなか》、らっきょう、ケーキ、果物、紅茶…、この店に置いている商品のほとんどは、より質のよいものを探し求める店主の井上裕貴《ひろたか》さんと妻の容子《ようこ》さんと志を同じくする仲間の商品です。それらは、どれも添加物が極力入っていないものですし、時節によって、店の品揃えも少しずつ変わります。梨ひとつとっても、20世紀、新興、新雪…と、旬の品種を入れ替えています。

明るい色の木の棚に、さまざまな商品が置かれている店内は、まるでデパートの贈答品売り場を凝縮したかのような、楽しい雰囲気。そんな「鶴乃觜」を利用するのは、贈答品やお見舞い品を買うために訪れる地元客が多いそうです。いわば、手土産品を扱っているお店なのです。

「いい品揃えをするためには、自分が食べるという視点が大切だと思うんです。そうすれば、見栄えを良くするための添加物が入っているものは置けなくなります」

そう話す井上さんは、仕入れるばかりではなく、十年ほど前からウニの瓶詰やジャム、板わ

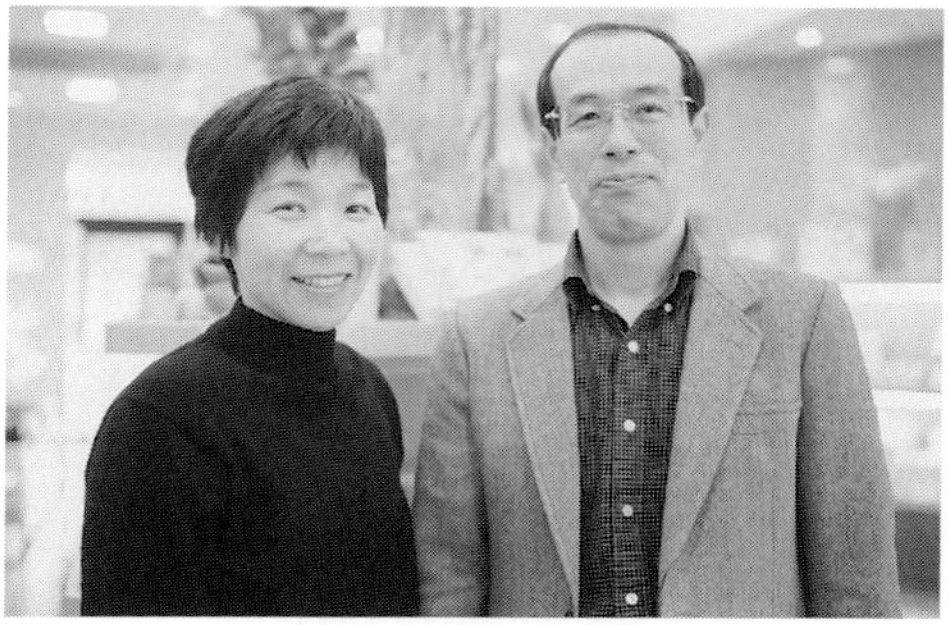

「鶴乃觜」の井上さんご夫妻

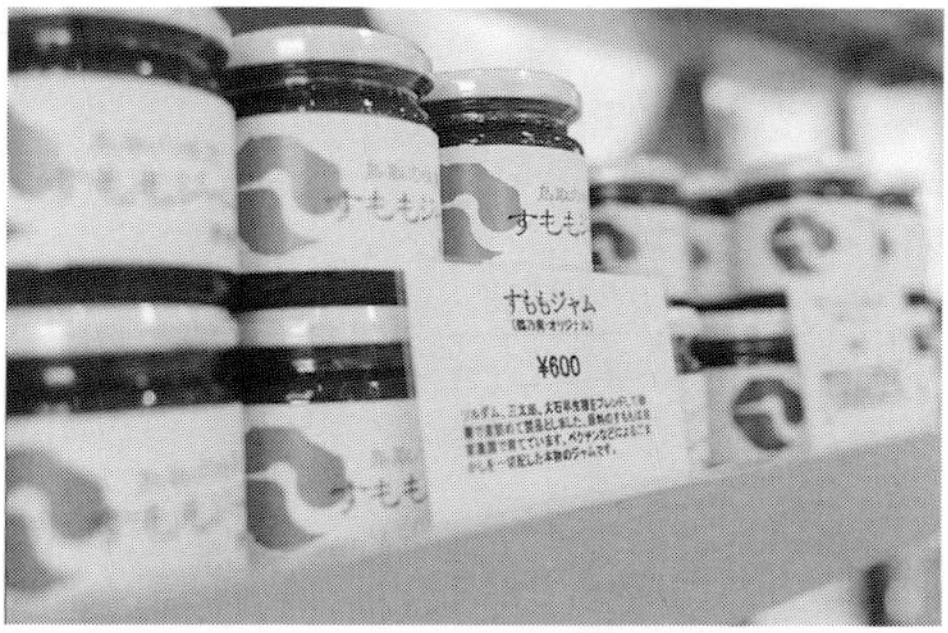

旬の果物を添加物を使わずに作ったジャム

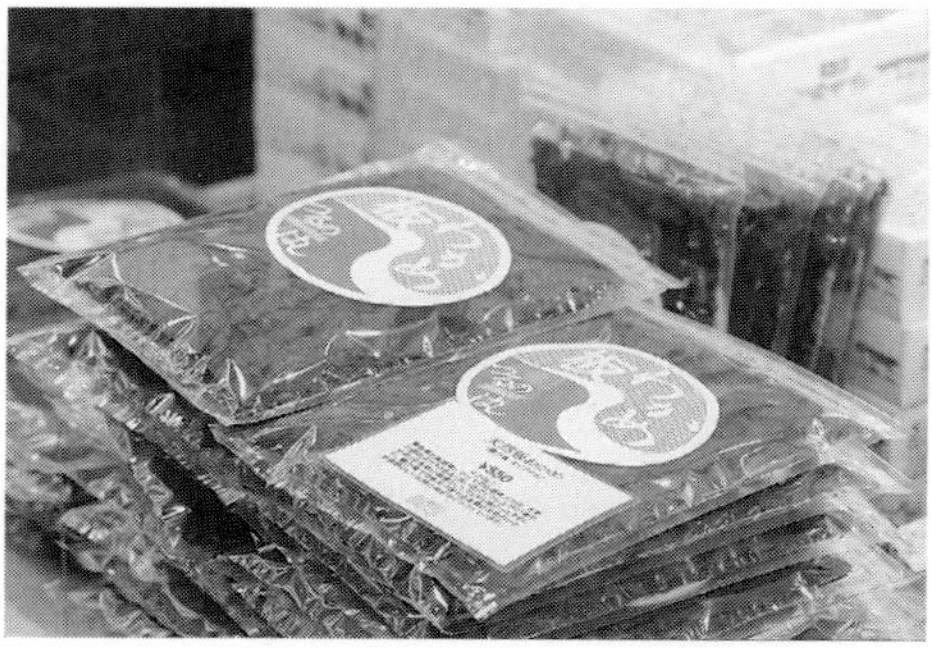

天日で乾燥させた板わかめ

かめなど、納得のいく商品を自分で作るようになりました。どれも地元で採れた材料を使って、余分な添加物を使わずに作り上げた、おいしい品ばかりです。材料を仕入れるのにも、地元の生産者を丁寧に回り、ものによっては何年もかけて探し出したそうです。

「自分が自信を持って置けるものだけを店に並べたい、と考えていたら、では自分で作ったらどうかというアドバイスを受けたのです」

しかし、当然ながら原材料費にかかるコストは割高になるし、特に果物や魚介類などは、いい材料が常に安定して仕入れられるわけではありません。果物が本当においしい旬の時期はごく短いし、海で時化《しけ》が続けば、漁はできなくなります。

添加物を加えないで、地元のいい食材だけで商品を作るのは、言うは易しですが、大変な苦労と研究の成果なのです。

井上さんが旅に出るとき、旅行先で土産物をどうやって選ぶのですか、と聞いてみました。

「私なら、まず、地元の市場をのぞいて、その土地の人が誇りを持って食べている物を探しますね。また、旅行する土地がどんなところか前もって少しでも知識があれば、土産物を探すのに役立ちます」

研究熱心な井上さんならではの答えが返ってきました。【S】

（「暮しの手帖」Ⅳ世紀４号－二〇〇三年）

第五章
うなぎ

この夏、
うなぎの蒲焼きは召し上がりましたか。
日本人のごちそうのひとつとして
親しまれてきたうなぎですが、
最近は、輸入物も急増し、
安全性や表示の問題が出てきました。
うなぎはどう育てられているかなど、
知らないことも沢山あります。
私たちが食べているのは、
どんなうなぎなのでしょうか。

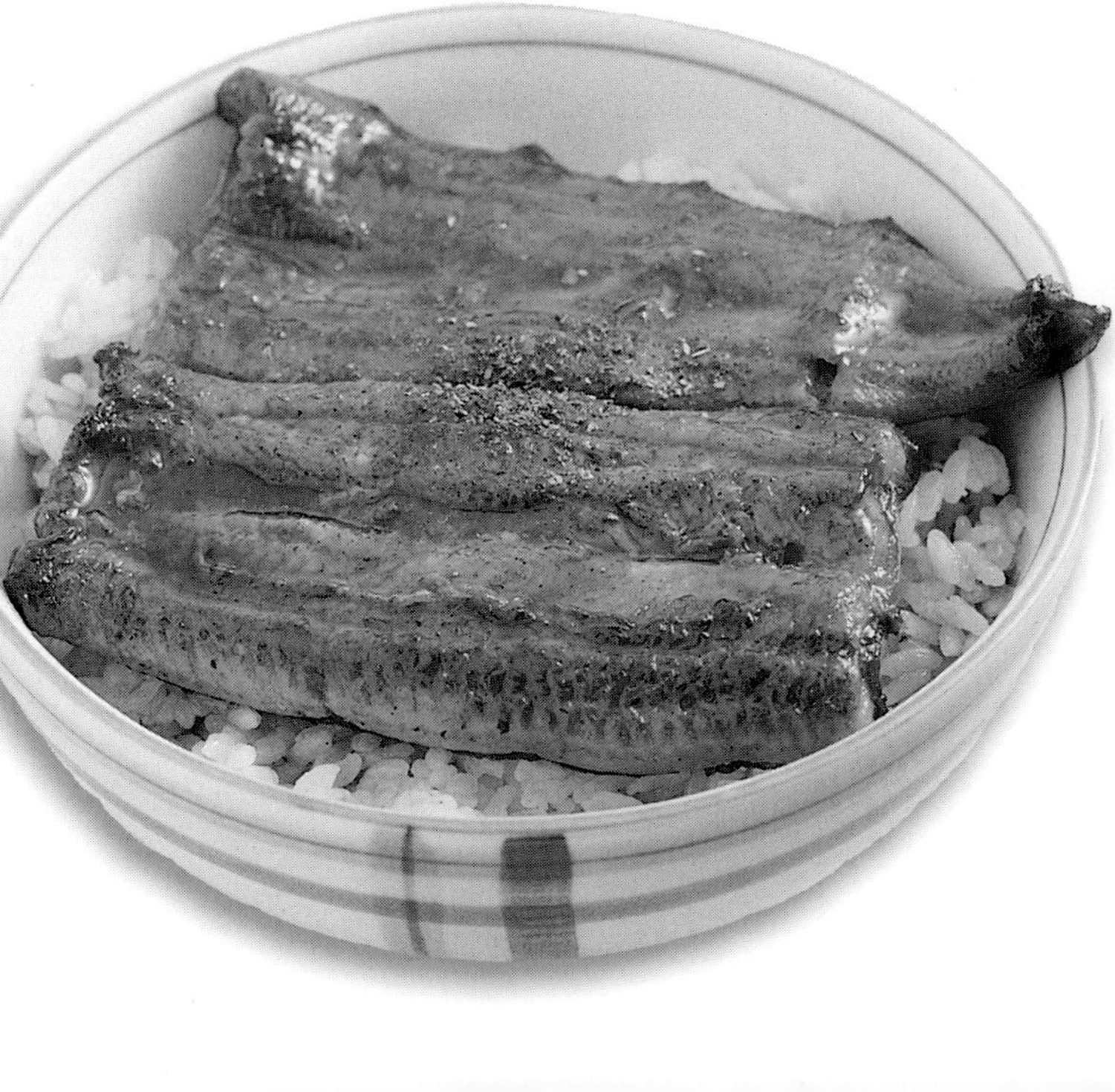

うなぎはどんな魚か

夏場になると、「土用丑の日」と書かれたのぼりを、鰻屋やスーパーのあちこちで目にするようになります。夏バテで食欲が落ちているときでも、あの甘いタレの匂いが鼻をくすぐると、「今晩は、うなぎにしようかしら」と誘われてしまうから、不思議です。

この「土用丑の日」の宣伝文句は、平賀源内が発案者だとの説が有名です。また別な説には、山東京伝や太田南畝《なんぽ》(号は蜀山人)、鰻屋の春屋善兵衛などの名前も挙げられていて定かではありませんが、とにかく江戸時代中期には、今ある蒲焼きの形ができていたようです。

では、日本人はいつからうなぎを食べていたのでしょうか。その歴史はずいぶんと古く、縄文時代の遺跡からうなぎの骨が出土していますし、万葉集には大伴家持《おおとものやかもち》が「石麻呂に我物申す夏痩せによしというものぞ牟奈岐《むなぎ》とりめせ」(石麻呂さん。夏痩せにいいといううなぎを食べられたらいかがですか)と詠っているほどです。

長く親しまれてきたうなぎですが、いま私たちが口にしているのは、ごく限られた種類だと、ご存じでしょうか。アンギラ・ジャポニカ(ニホンウナギ)という日本の在来種と、アンギラ・アンギラ(ヨーロッパウナギ)という輸入物のうなぎ。日本人の食用になっているのは、その二種類だけです。

また、うなぎ養殖のことを養鰻《ようまん》と言いますが、養鰻は、シラスと呼ばれる稚魚を海や河口でとって、養鰻池で成育させて出荷します。うなぎの生態には、まだ分からない点が多く、ニホンウナギの産卵場所がどこか突き止められていないことや、卵から孵《かえ》った幼魚の育て方が研究段階であることから、採集したシラスを育てるやり方が、養鰻初期からずっと続いています。

ちなみにシラスは相場の変動が激しく、非常に高値で、うなぎ生産にかかるお金の三〜五割がシラスの買い付けにあてられているほどだといいます。シラスは年々、捕獲量が減っていて、先行きが心配されています。

大きく変わったうなぎの供給事情

現在、私たちが食べているうなぎは、ほとんどが養殖物です。それも、国内で流通している十五万トン弱のうなぎの約八割は、輸入物です。いまや国産の天然うなぎを食べることができたら、とても幸運だと言えるでしょう。天然物は、一匹一匹の味わいが違うものですが、ほとんどが養殖物になった今では、味の均質化が進んでいます。季節や産地により、皮身の歯ごたえや脂のノリと香りの違いなど、うなぎの味が楽しめたのは今は昔の話になりました。

天然うなぎの激減は、農薬や除草剤が川に流れ込んだ影響や、宅地開発による生活排水の増

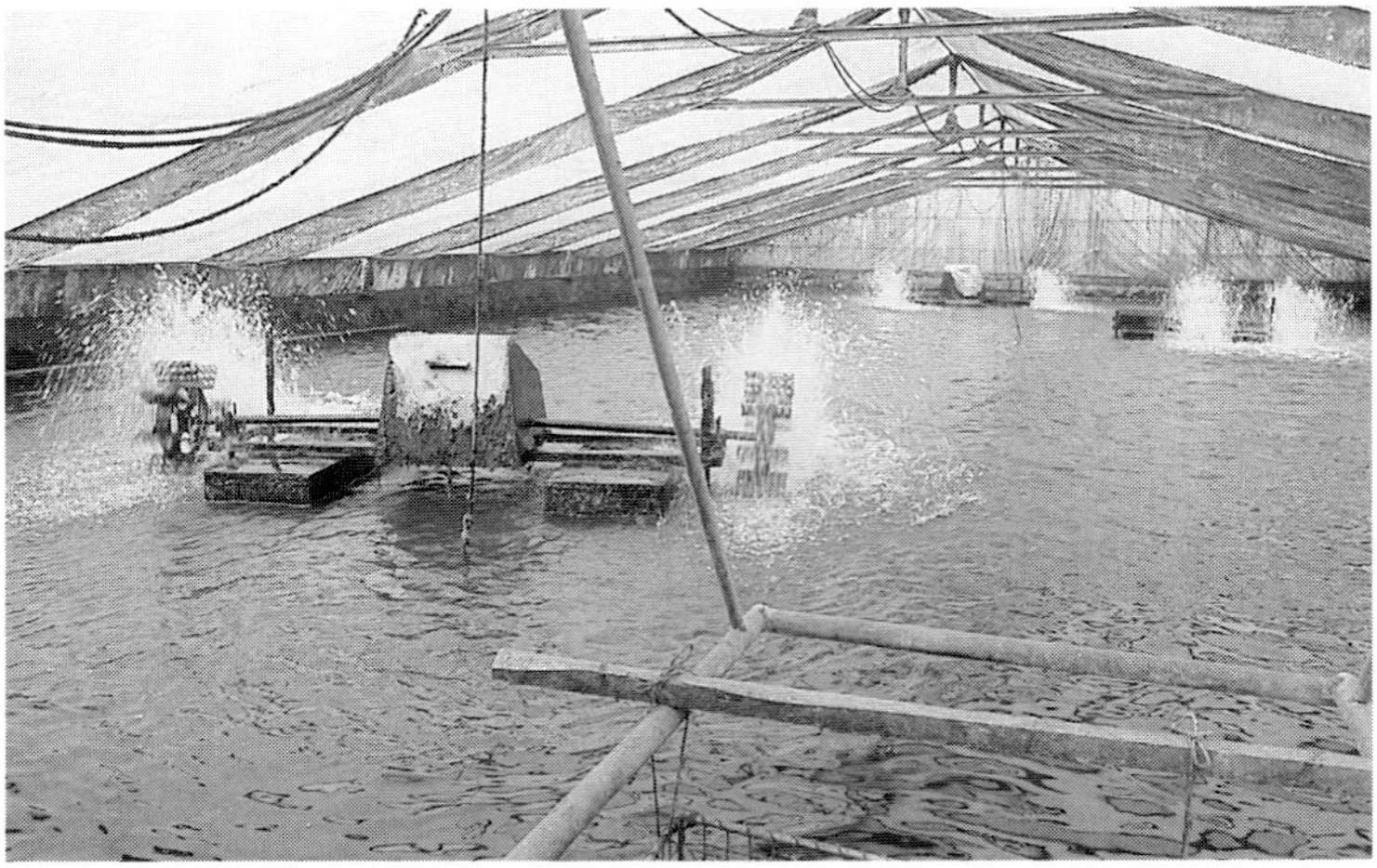

全国、ほとんどの養鰻場がビニールハウスになった。
前年12月に入れたシラスが、5月には出荷できる

加、護岸工事で川岸がコンクリートになったことなどが原因で、この二十年でも、漁獲量は三分の一の七〇〇トンになっています。

国内で養鰻といえば、静岡県の浜松周辺が産地としてよく知られていましたが、最近十年ほどで大きな変化がありました。九州で養鰻が盛んになり、現在の上位四県は鹿児島、愛知、宮崎、静岡の順で、この四県で国内養鰻出荷量の約九割を占めるようになったのです。

それでも、私たちが手に取るうなぎの過半数が、中国と台湾からの輸入物です。中国からは加工品が、台湾からは生きたうなぎが多く輸入されています。2002年、中国産のうなぎから残留水銀が検出されて、大きな問題になりましたが、中国や台湾に養鰻技術を持ち込んだのは、日本の業者や商社なのですから、ただ、中

国を非難すればよいというものではないのです。

日本鰻輸入組合では、自主的に中国現地の養鰻場と加工場の検査体制を作り、厳しいチェックを開始したといいます。そのことは、歓迎しますが、組合未加盟の業者も多く、また現地から直接買い付けるスーパーなどもあることを考えると、これで安心と消費者が胸をなで下ろせる状況になったとは言えません。農水省や厚労省で、トレーサビリティーを求めるようになったのですから、行政として原産地で安全な物が作られるように、もう一歩踏み込めないものかと思います。

店頭に並ぶうなぎの表示は

2002年10月、伊藤忠商事の子会社が台湾産のうなぎを国産だと表示を偽装していたことが摘発されました。また12月には、高島屋ストアでも、製造者への確認を怠ったために、台湾産のうなぎを国産だと誤表示していたことを発表するなど、産地偽装事件が、たびたび起きています。業界に詳しい人は、うなぎの流通では、九州で獲れたものを静岡産として売るとか、四国のブランド品にラベルを貼り替えるとか、以前から産地の偽装が横行していたといいます。

単価の安い輸入品や他県産のものを仕入れて、割高に売るのですから、業者にすればもうけ

うなぎの国内生産量、輸入量の推移

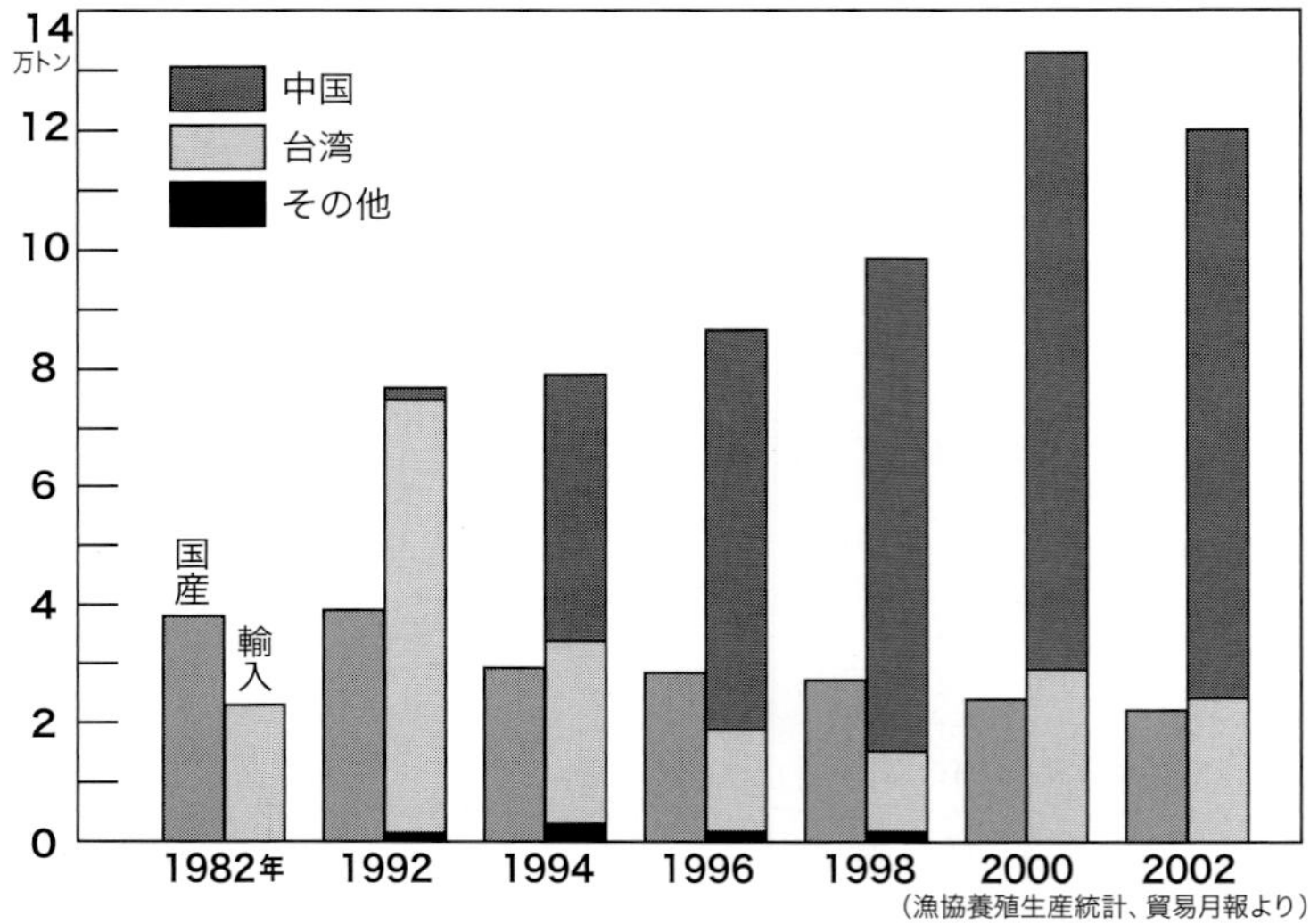

（漁協養殖生産統計、貿易月報より）

が増えるわけですが、だからといって、消費者をだましていいわけがありません。

ＪＡＳ法が改正されて原産地表示が厳しくなったことから、状況は改善されているはずですが、長年続いたことがすぐに改まるかは、わかりません。

２００３年2月、農水省が、店頭に出ている水産物加工品の表示についての調査結果を発表しました。それによると、うなぎ加工品で表示が不備だったものは30％でした。原料原産地の表示がなかったものは21％もあり、行政指導がまだまだ徹底していないことが露呈しました。

また、ＪＡＳ法が適用されるのはパッケージされた商品ですから、例えば店頭で大皿に蒲焼きが並べられていて、そこからパックやビニール袋にとって買う商品については、原産地表記は義務づけられていません。この辺りも、ぜひ改善を求めたい点です。

「暮しの手帖」編集部でも、売り場を歩いていくつか買ってみましたが、中には、パッケージの表面に大きく「静岡焼津づくり」と書かれ、裏面の小さな表示欄に「うなぎ(中国産)」と記してある、違反ではないけれども、かなりずるい表示をしているものがありました。やはり、買う前に食品表示をよく確かめた方がいいようです。

どんなうなぎが売られているのか

では、うなぎ自体はどんなものが売られているのでしょうか。市販されているうなぎは、シラスを養鰻池に入れてわずか半年から一年で出荷したものがほとんどです。これは、養殖技術が向上したからとも言えるのですが、半年で体重にして八〇〇〜一〇〇〇倍に成長させた促成うなぎだということです。このことは、輸入うなぎについても、ほぼ同じです。天然うなぎは半年では、その1/3から1/4までしか成長しません。

この促成うなぎは、柔らかくてクセがないとの理由で、消費者から好まれるといいます。鰻屋でも、割きやすく蒸す時間が少しで済むため、歓迎されているそうです。確かに、そんな面もあるのでしょうが、鰻屋の中には、味にコクがなく魚肉の部分が少ない水膨れのうなぎだと言う人もいます。

「暮しの手帖」編集部でも、国産・輸入のうなぎ蒲焼きを買い集めて食べてみましたが、改めて味わってみると、中には身が噛む必要もないほど柔らかいものもあり、あっさりした味わいの蒲焼きがほとんどでした。好みで分かれるところでしょうが、しっかりしたうなぎの味わいを求める人にとっては、物足りない蒲焼きになっているようです。

あっさりとして柔らかいのには、もうひとつの理由があります。それは、身が小さく縮むのを防ぐために、蒸しと焼きの時間をぎりぎりまで短縮してあるからです。すると、水分が身にたくさん残って柔らかく感じるだけなのですが、ふわっとした柔さではなく、べしゃべしゃの感触です。

さらに、焼きの浅さをごまかすために、表面にカラメル色素などで焼き色を着色したものもあります。またしても、ごまかしです。消費者は、こんなうなぎを食べたいでしょうか。

うなぎに関して、スーパーに寄せられる苦情でもっとも多いのが「においが悪い」「身が固い」「骨があたった」の三つだそうです。促成うなぎが主流になってしまったのは、消費者が好むと言うよりは、よりクレームの少ない商品を扱おうとした流通側の安易な対策も影響しているようです。

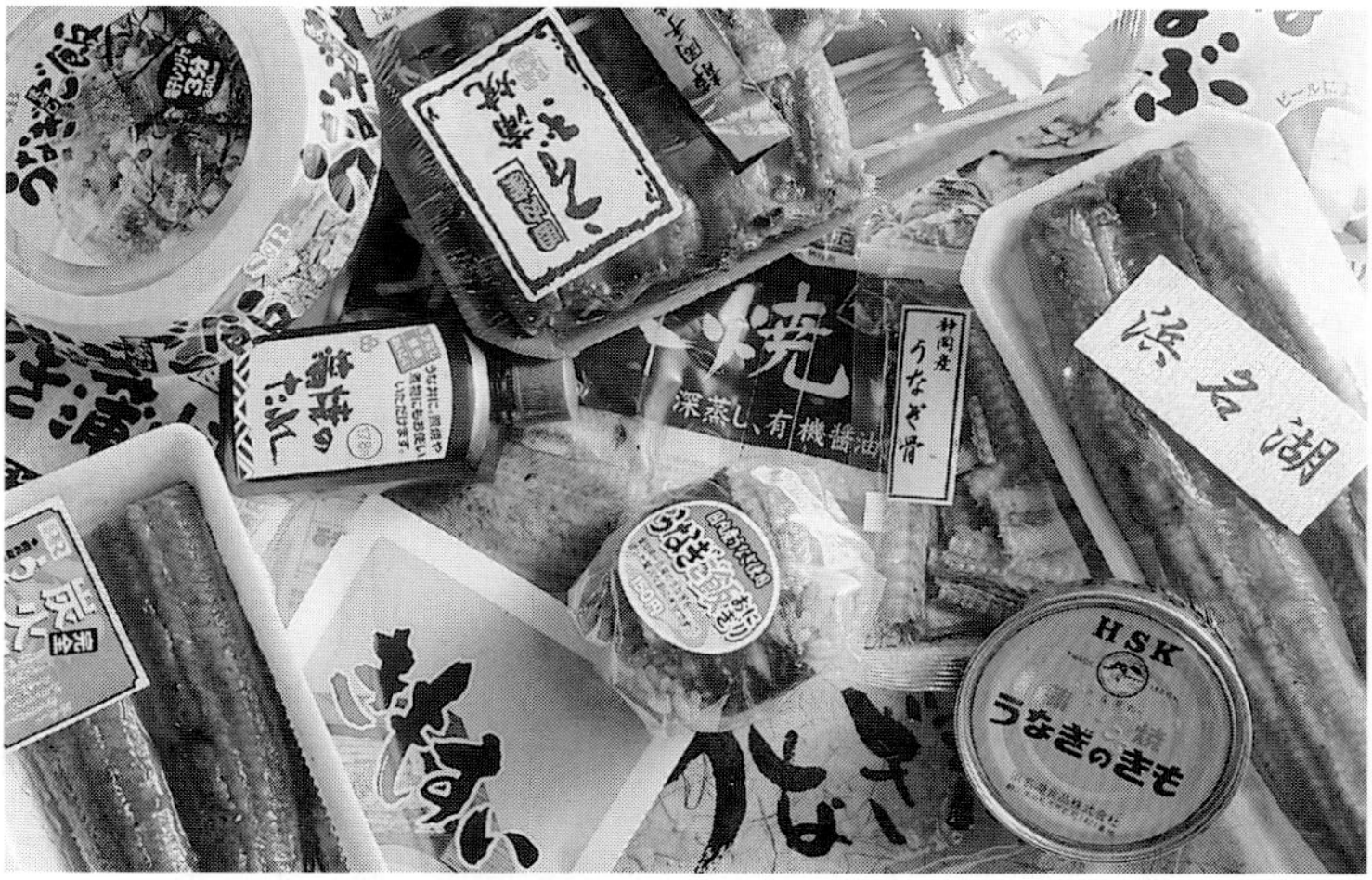

店頭に並ぶ商品。商品ごとに表示はかなり違う

そして、中国から輸入されるうなぎの種類には、ヨーロッパウナギの割合が増えています。ヨーロッパウナギは、ニホンウナギと比べて、ずんぐりして太い体型で、より淡白な味と脂の多さが特徴です。これも、単価の安さと調理のしやすさから積極的に輸入している業者と、蒲焼きや日本料理には合わないと判断している業者とがいます。店頭でも、輸入品で身の幅が広い蒲焼きがあったら、ヨーロッパウナギの可能性が高いと見分けることができるそうですが、実際にはすでにコンビニや弁当屋の、お惣菜やお弁当に広く使われています。

うなぎはどう育てられているか

養鰻の育成期間については、先に触れましたが、実際にうなぎはどう育てられているのでしょうか。養殖といえば、どんなエサや薬品が与えられているのかが、気になるところです。

養鰻場というと、水車が回っている露地池を思い浮かべる人が多いと思いますが、昭和50年代半ばから、露地池はほとんど68ページの写真にあるようなハウス池に替わっています。シラスの生存率を高めることと、冬に低水温で増える病気を防ぐこと、成育期間の短縮などが主な理由です。

近年、ハウスの水温を上げて病気を防ぐ手法が研究されたため、養鰻で病気の予防や治療に使う薬品は、ずいぶん減ったそうです。養殖漁業に使える薬品については、水産庁が定めた使用基準があって、うなぎの場合は、オキソリン酸や抗生物質の塩酸オキシテトラサイクリンなど八種類の有効成分が認められています。いずれも投薬後、一定期間をおいて薬を抜かないと、出荷できないことにはなっています。

エサの主流は、イワシ魚粉と馬鈴薯デンプン、リン酸カルシウム、炭酸カルシウム、フィードオイル（スケトウダラの肝油）を混ぜた練りエサで、そもそも抗生物質などが入ったエサは、薬事法で売買が禁止されています。最近、宮崎大学農学部・前田昌調教授による天敵法（善玉菌で悪玉菌を駆除する）が開発され、地元で実験中です。

良心的な養鰻業者ならば、ここまで書いた取り決めを守ってうなぎを育てているでしょうし、出荷前の検査を義務づけている養鰻組合もあります。しかし、狭い池で密集して飼っていれば、病気の発生が事業の命取りになりかねないこともあって、薬品や栄養剤を多用している業者もいるといいます。

世界のうなぎの話

日本では、蒲焼きが一番人気ですが、世界でもうなぎを食べている国は、多くあります。デンマークやオランダでは、スープやボイルしてソースをかけたもの、フランスやドイツでは燻製、スペインではシラスをオリーブ油で炒めたものなどがポピュラーなメニューです。中国や東南アジアでも、うなぎは食べられています。

ところが、信仰上の理由から、うなぎを食べない土地もあります。インドネシアのスラウェシ島には、うなぎを祖先と考えて食べることを禁じている民族がいますし、ポリネシアやミクロネシア諸島にも、うなぎを霊的な存在として食べない民族が散見されます。うなぎの姿かたちや生命力の強さなどが、信仰につながったのかもしれません。逆に、生命力を得るために積

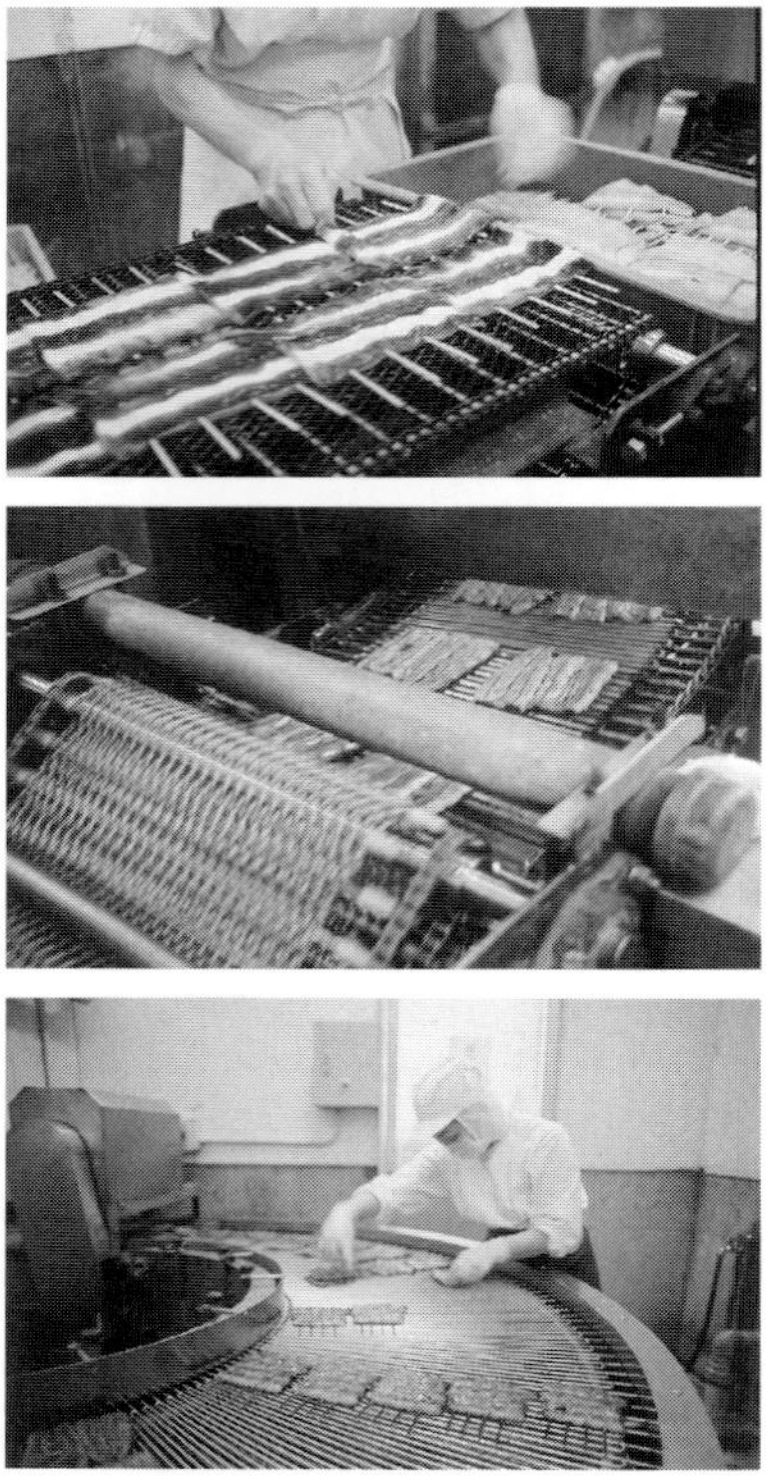

蒲焼き工場のライン。
一連の工程は40分ほど。

極的にうなぎを食べる民族もいます。

日本でも、密教でうなぎが虚空蔵《こくうぞう》菩薩《ぼさつ》の使いとされているところから、関東や中部地方で、虚空蔵系の社寺の周辺でうなぎ食が禁じられていた地域がありました。戦時中、岐阜県の粥川《かゆかわ》では、信仰の対象として保護していたうなぎが、兵隊に食料として獲られて激減したエピソードもあります。ほかにも、静岡の三島神社や鹿児島の上川神社など、うなぎを水神として祀る場所があちこちにあります。

市販のうなぎをおいしく食べるには

北九州市の小倉にあるうなぎ専門店の田舎庵。ここには、天然物から上質の養殖物まで、店でおいしいうなぎを出すために東奔西走している名物店主、緒《お》方《がた》弘《ひろし》さんがいます。

緒方さんが考える良いうなぎの条件は、「口細で姿がすらっとしていて、体が長いこと」ですが、その条件に合う養殖物は、産地を探しまわってもなかなかないと言います。

「効率重視で作るようになったうなぎは、ろくなものにはなりません。飼育密度を疎にして、エサは腹七分目、うなぎの顔を見てエサの量を変えるように、手間をかけなければ、身がしっかりしておいしいうなぎは作れません。飼育日数も一年半はほしいところです」

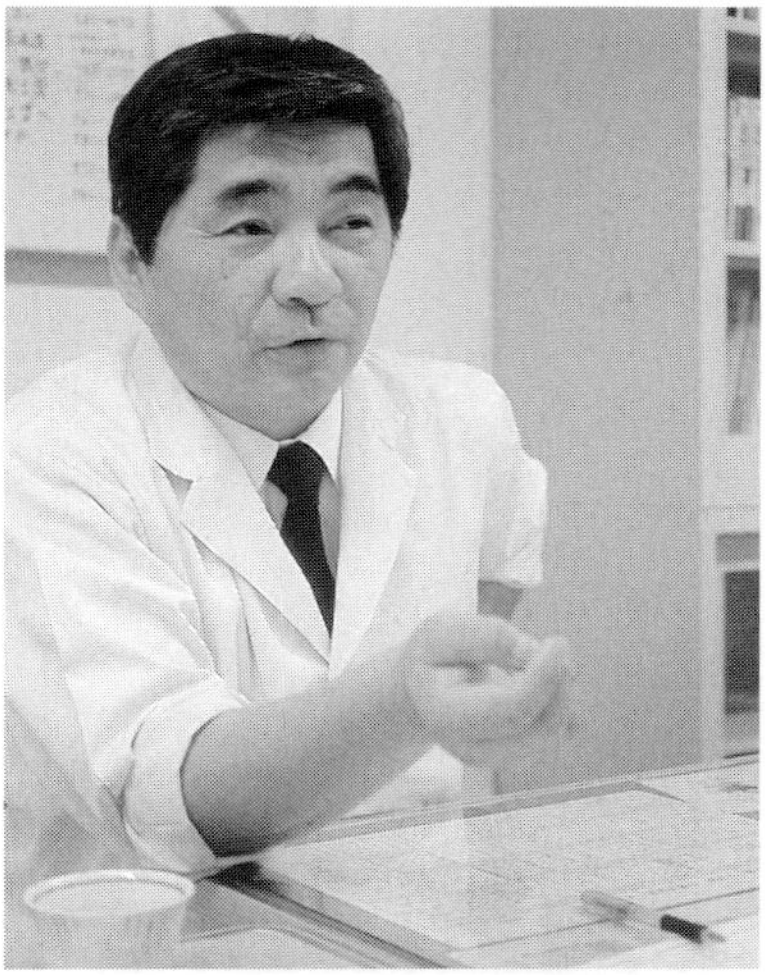

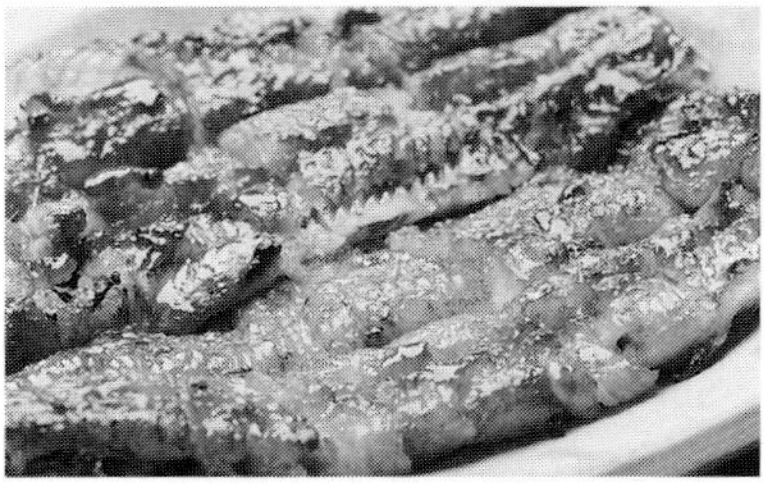

緒方さんの店で出す蒲焼きは、焼きに20〜30分かける。じっくり、香ばしく焼くと、身は半分程度にまで縮む

また、老舗の鰻屋でいわれる「昔から守り続けた秘伝のたれ」についても、面白いお話をうかがいました。例えば、緒方さんの店で使っている50ℓ入りのタレ用甕から、毎日20ℓずつ使っては注ぎ足していくと、はじめの日にあった50ℓ分のタレは、わずか10日で0・3ℓにま

で希釈されてしまいます。百年前のタレがどれほど残っているのかは、推して知るべし、というところだそうです。

最後に、私たちがふだん買っている市販のうなぎを、できるだけおいしく食べるコツも聞いてみました。

「表示をよく見てから、買うことが始まりです。焼きが浅いものが多いので、酒を振ってアルミホイルで包んで、オーブンで蒸し焼きにしてください。ホイルから取り出したら、表面をグリルであぶってから、タレをかけるといいと思います」

そう教えてくれながら、緒方さんの目は、「でも、本当においしいうなぎを食べてみてくださいい」と言っていたようです。【S】

（「暮しの手帖」Ⅳ世紀5号－二〇〇三年）

第六章 缶詰

かつて缶詰は、
高級品と呼ばれていました。
高度経済成長期を経て、
誰もが口にできる食品になりましたが、
近年は消費者の
グルメ志向・新鮮志向の陰にかくれて、
どんどん地味な存在になりつつあります。
でも、改めて見ると、
いいところもたくさんあるようです。

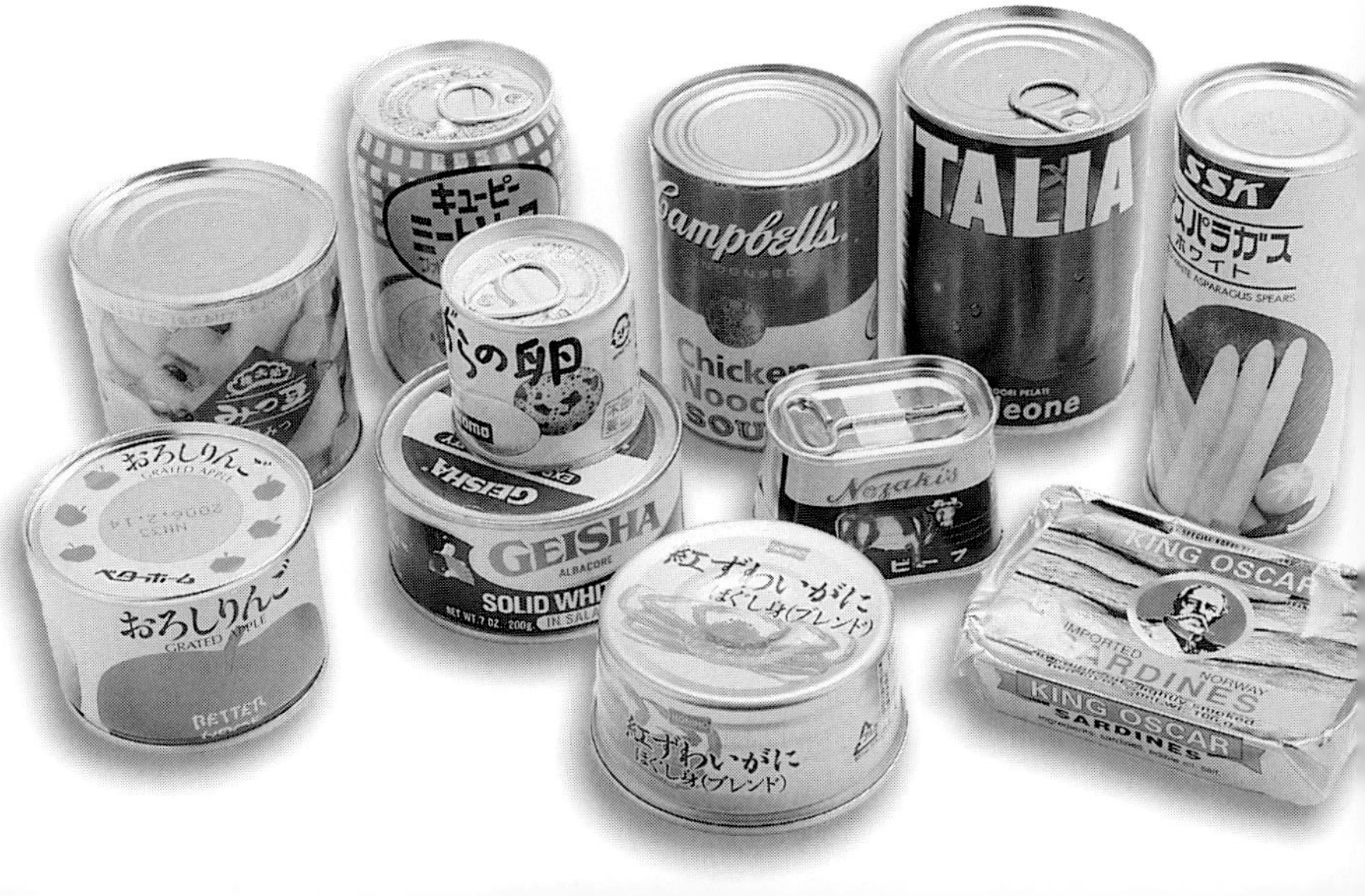

最近、缶詰があまり食べられなくなっているそうです。戦後の食糧難を経験してきた人には、忘れることができない食材でしょうし、故郷から届いた荷物に必ず入っていたと、懐かしく思い出す人もいるでしょう。

すっかり生活に定着した缶詰は、流通の変化や食生活の変化から、食卓に上る回数が減り、今では缶詰業界は斜陽産業だという人までいます。しかし、缶詰の良さは捨てたものではありませんし、消費者の誤解から買い控えられている側面もあるようです。

保存性だけではない缶詰の特徴

「食品を缶に詰めて密封したあと、加熱殺菌を施し、長期の保存性をもたせた食品」というのが、ＪＡＳによる缶詰の定義です。一般に缶詰の特徴というと、保存性が高いから災害用の備蓄食に向いているとか、缶を開ければすぐ食べられるから、ハイキング時の携帯食にいいといった面ばかりがとり上げられます。

しかし、料理するための材料として考えれば、鮭缶、ツナ缶やコンビーフは、ひと手間加えるだけでサラダやパスタなどに使えますし、とても便利なものです。タケノコや大豆の水煮缶は、下ごしらえの時間を節約してくれます。

また、骨まで食べられる鮭《さけ》や鯖《さば》の缶詰をはじめ、食材が軟らかく食べやすくなっているところから、幼児や高齢者の食事への応用がしやすい点も考えられます。押入れの防災バッグに眠らせているばかりではなく、缶詰にはいろんな使い道があるようです。

缶詰は、いつごろ考えられたものなのでしょうか。19世紀初頭、フランスのナポレオン一世が「長期保存のできる軍用食糧」を公募し、それにニコラ(または、フランソワ)・アペールが、ガラス瓶を使った加熱殺菌と密閉法を考え出して、採用されたのが始まりです。その後、イギリスで同様の製法をブリキ缶で行なうことに成功し、缶詰が誕生しました。

缶詰は、発案から2世紀を経ても、食材を加熱殺菌して腐敗を防ぎ、空気を抜いて密閉することで保存性を高め、酸化による変質を防ぐという基本原理は、変わるところがありません。この製法によって、缶詰はもとの食材と比べてもあまり栄養価を損ねることもなく、長期間味わいを保存することができるのです。

缶詰は売れているか

日本の缶詰業界は全体的に低調です。生産量は20年前の約四割程度にまで落ち込み、1990年代半ばからは、安い輸入缶詰が国内生産量を上回るようになりました。

食料缶詰の生産・輸出入量の推移（日本缶詰協会）

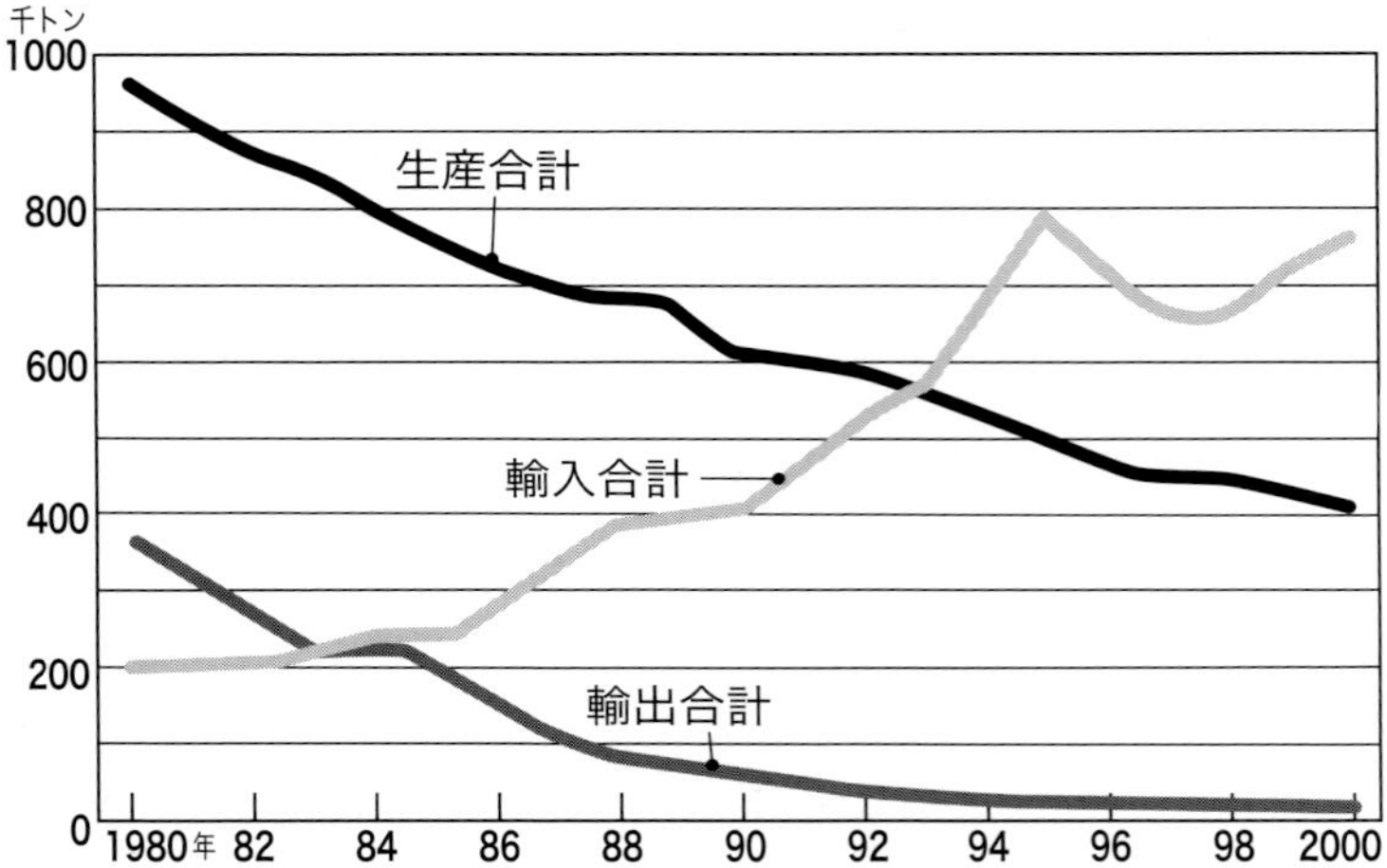

流通が発達して、缶詰を買い置きしなくてもいろいろな食材が簡単に手に入るようになったことや、冷凍食品やレトルト食品の発達、家庭の外食回数の増加などから、缶詰を買う機会が減っているのです。

魚介や果物・野菜を漁港や生産地でとれたての新鮮なうちに加工する「フレッシュ・パック」がおいしい缶詰の理由でしたが、コスト削減と効率化の流れで、量産用の輸入食材や冷凍食材を使う傾向が進み、品質が劣化したことも缶詰離れの一因と考えられます。

その流れは、本来の「フレッシュ・パック」製法を守る中小メーカーを圧迫して、経営を非常に厳しいものにしています。

一方、外食産業が増えたことで、カレーのソースやドミグラスソース、ラーメンのスープベースなど、業務用の缶詰も増えています。味の銘店をうたう飲食店が、実は業務用缶詰を味直しして使っているだけのケースもあるなど、私たちに見えないところで、利用されている缶詰も少なくありません。

缶詰はいつまで食べられるか

現在、缶詰の賞味期限は、多くのものが3年になっています。缶の底面にある6桁の数字を見て、「051010」とあれば、2005年10月10日が賞味期限となります（上2桁が西暦の下2桁を、以下、月・日を表わす）から、その3年前、2002年10月10日が製造年月日だとわかります。

でも、ブリキ缶で密封された缶詰が3年しかもたないものなのでしょうか。かつて、「暮しの手帖」が記事にしたことがあるように、30年以上経った缶詰も食べられますし、そもそも軍用食糧として開発された缶詰が、そんなヤワなものだとは思えません。

これは、缶詰業界が賞味期限の短いものに合わせて、缶詰全体の賞味期限を3年と統一したためです。缶切りなしで開けられるイージーオープン缶には、さらに短いものもあります。また、賞味期限は、おいしく食べられる期間を表わしていて、それを過ぎたら食べられないわけではありません。

しかしスーパーなどでは、より賞味期限の余裕があるものが好まれ、賞味期限まであと1年をきった缶詰がメーカーに返品されるなど、ほかの生鮮食品のような扱いがされています。消費者の新鮮志向に応える形なのでしょうが、まだまだ食べられる缶詰が、鮮度が保持されているにもかかわらず、廃棄されている現実があるのです。

ちなみに、缶詰は多少表面が錆びていたり、小さなへこみがあっても内容物にほとんど影響はありません。頑丈にできている加工食品なのです。へこみが大きい場合や表面に傷がある場合は、避けてください。また、膨らんでいる缶は、中身が悪くなっている可能性があります。

1年目の缶詰、3年目の缶詰

缶詰の賞味期限を気にし過ぎなくてもいい理由に、内容物が数年の間に熟成しておいしくなるという特徴があげられます。じっさいに「暮しの手帖」編集部の9人が、紅鮭、ツナ缶、もも、みかんの4種類について、製造1年目の缶と3年目の缶の食べ比べをしてみました。ちなみに、果物缶詰よりも水産物缶詰の方が熟成期間が長いとされています。

明らかに、3年目の方がおいしいと感じられたのは、紅鮭でした。塩分と脂がよくなじみ、

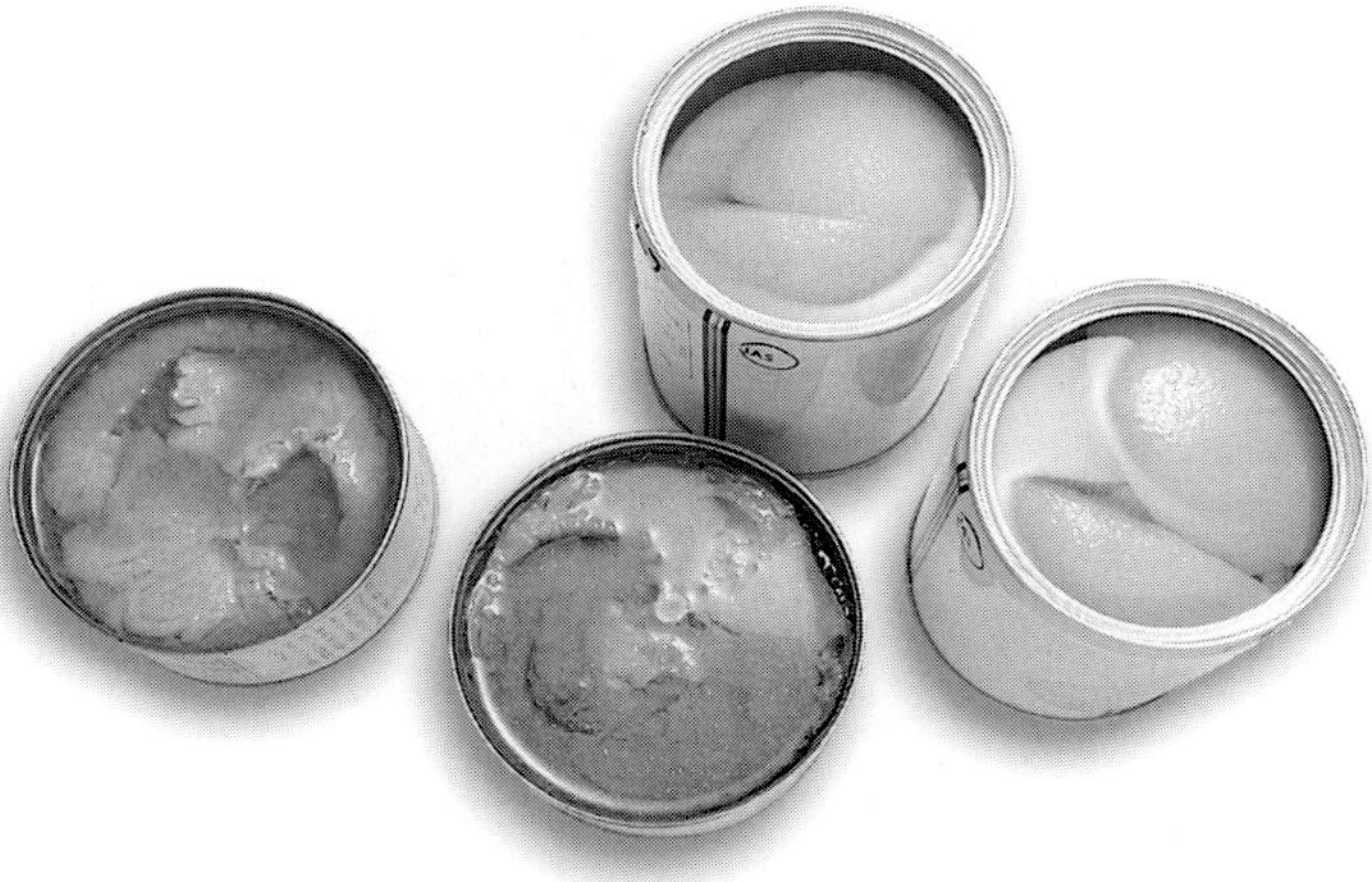

食べ比べた「白桃のシラップ漬け」と「紅鮭水煮」の缶詰。
それぞれ奥が3年もの、手前が1年もの。

身もしっとりした感じが出て、これが熟成の旨味かと感じる味でした。ほかの3種類については、個人の嗜好の違いが分かれて特に優劣はつきませんでしたが、果物の缶詰は、3年目の方がシロップの薬くささがなくなっているとか、甘みがよく染みているといった感想が出ました。少なくとも、3年目の缶が、あと数ヵ月経つと店頭から返品されてしまうものとは、とても思えません。

缶詰の保存に関連して、缶詰の内面に塗ってある樹脂から、内分泌撹乱化学物質（いわゆる環境ホルモン）の一種が溶けだすことがあるという点が問題にされたことがあります。日本缶詰協会に尋ねると、溶出量はごく微量であり、業界全体でさらに溶出の少ない缶の生産に移行しているという説明をうけました。

缶詰の添加物

缶詰には、その製法からきている優れた特徴があります。一方で、今まで見てきたハムやうなぎの蒲焼などの加工食品と同じように、添加物にも目を向けてみると、大きな傾向があることがわかります。鯖やコーンの水煮缶のように、食品素材を単純に煮て詰めた形の素材缶は添加物が比較的少なく、蒲焼やきやきとり、味噌煮などの調理缶は、ほかの加工食品のように、添加物がたくさん使われているものが多いのです。

メーカーや料理家が缶詰の汁を使わないようにと言うことがあるのは、添加物が料理の味を損ねるからという意味があるようです。

スーパーで買ってきた鯖の水煮缶の原材料は「さば、食塩」とだけあり、やきとり缶にはとり肉やしょう油などのほかに「増粘多糖類、調味料(アミノ酸)、カラメル色素」が添加物として入っていました。味や色をつけたり、食材の質をごまかすために、添加物が必要なのでしょう。メーカーには、缶詰の特徴をいかして、添加物のより少ない製品を作ってほしいと思います。

北海道で「フレッシュ・パック」を守り、誠実な製品作りを続けている根室缶詰では、鮭や蟹のほかにも地まきのホタテやアサリなどを缶詰にしています。社長の山本恵子さんは、経営的

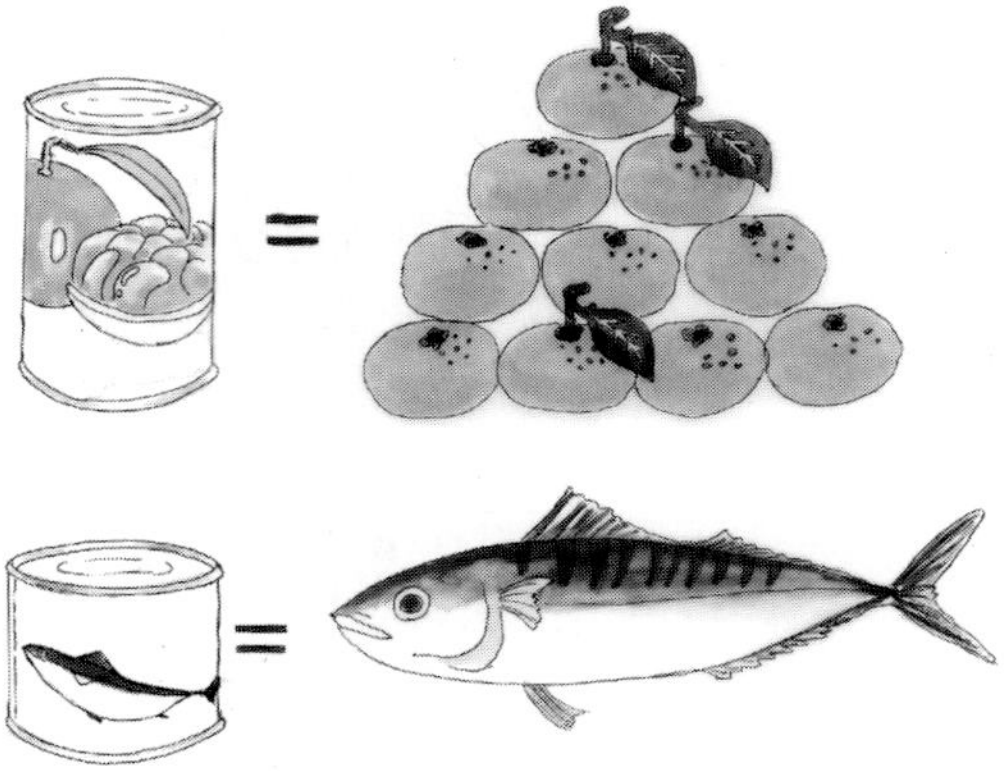

意外とたくさん詰まっている缶詰の中身。みかんの缶詰(大缶・内容総量435g)には、生みかん約10コ分が入っている。鯖の缶詰(大缶・内容総量220g)には、体長約30センチの鯖が1尾分入っている。缶詰は買い物のときに重いから嫌だと敬遠する人もいるが、それだけ詰まっている食品だといえる。

には厳しいけれど、缶詰は納得するまで熟成しないと、出荷したくないと言います。
廃業する缶詰工場が後を絶たないなか、地域に根ざした良質の缶詰を作るメーカーも頑張っています。【S】

(「暮しの手帖」Ⅳ世紀6号−二〇〇三年)

第七章 外食の業務用食材

私たちが、
ふだんお店で食べているものが、
どのようなもので作られているか、
ご存じですか？
いまや、たくさんの店で
「業務用食材」が使われ、
どんどん広がっているのです。

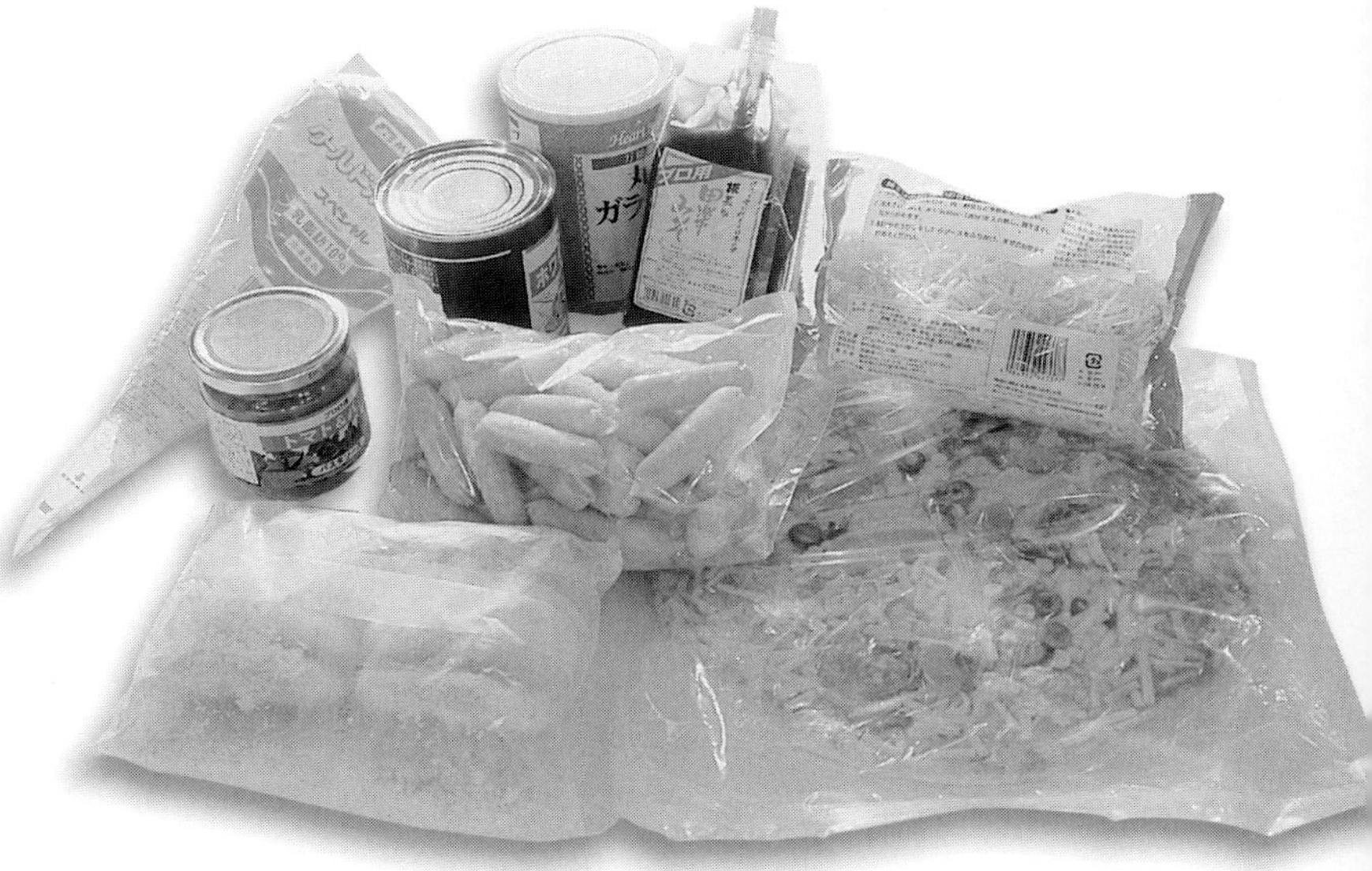

業務用食材の正体

原材料名・塩押し大根、漬け原材料(食塩、ぶどう糖果糖液糖、みそ、アミノ酸液)、甘味料(ステビア)、酸味料、調味料(アミノ酸等)、メタリン酸ナトリウム、酸化防止剤(VC)、保存料(ソルビン酸カリウム)、着色料(黄色4号、黄色5号…)。

以上は、業務用に使われている、あるだいこんの漬け物の原材料です。小さなオレンジ色のたくあんを作るために、ずいぶんとたくさんの材料が使われているものです。ズラズラと並んだ食品添加物を読むだけで、食べる気が失せてしまいます。しかも、このたくあんが店で食べるときに付いてきても、買った弁当に入っていても、私たちは原材料表示を見ることができません。これが困ったことだと思うのです。

スーパーなどで市販されている食品なら、商品を裏返して表示を確かめることができますが、飲食店では、ふつう、原材料の表示を確かめることができません。そのせいかどうか、店で使われているいわゆる業務用食材には、たくさんの食品添加物が使われる傾向があるのです。

たとえば、トリガラスープの素にいちばん多く入っているのは、にわとりのだしではなかったのです。いわゆる「業務用食材」には、何が入っているのか、私たちは知ることができません。

88頁の写真は、業務用の鳥がらスープの素。飲食店で料理の味のベースとして使われること

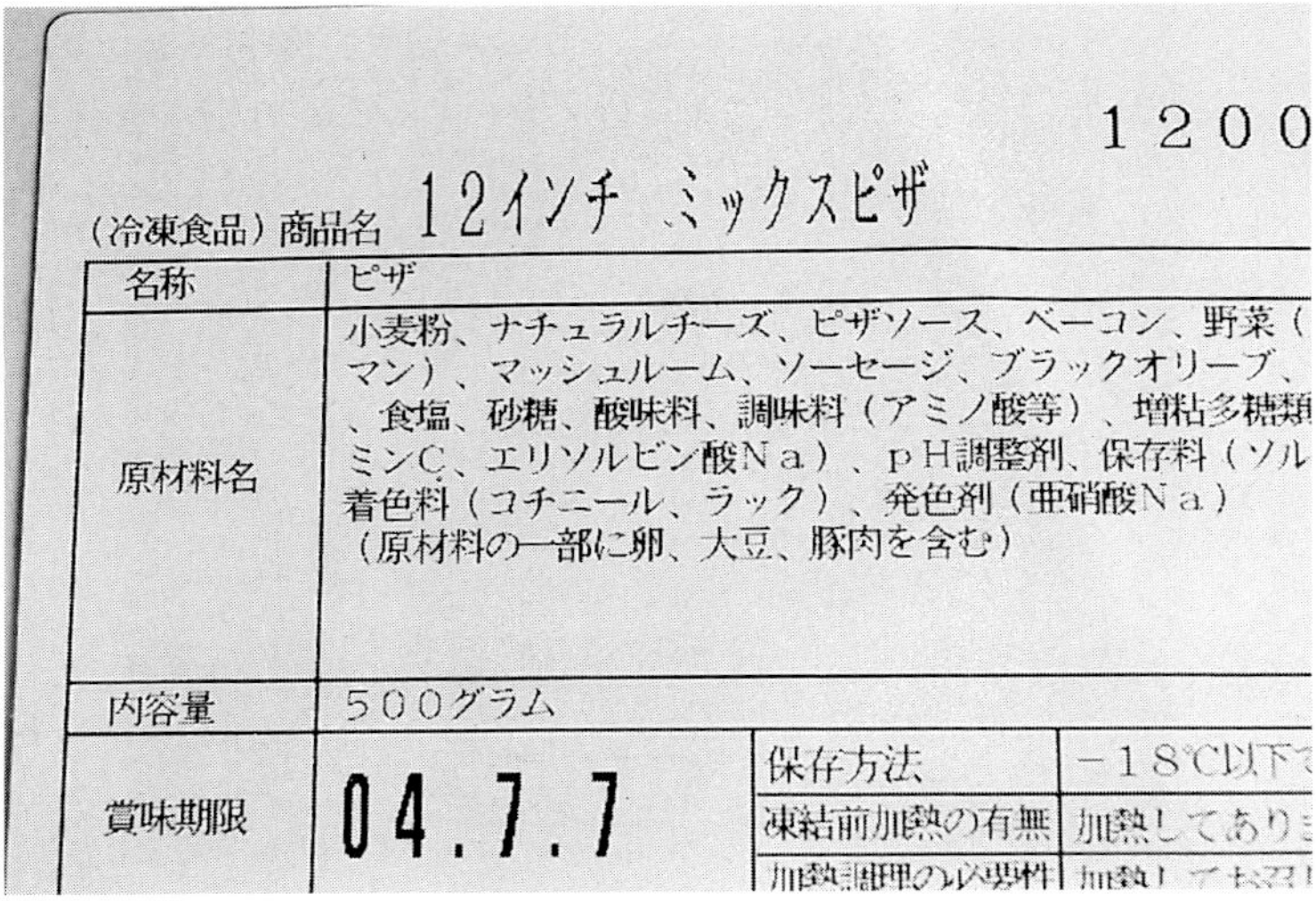

が多いものです。「丸鶏の香り・旨味と栄養を損なわず……」と、うたい文句があります。ところで、原材料名は量の多い順に書くものですから、このスープの素に一番多く入っているのはグルタミン酸ソーダということになります。鶏肉粉は、やっと四番目に出てきます。いったい、何のスープなのでしょうか。グルタミン酸ソーダはうまみを出す化学調味料と言われていますから、さぞうまみたっぷりのスープには違いありませんが……。

　これは、ほんの一例に過ぎませんが、中華料理店も、洋食店も、和食店も、ファミリーレストランも、大手ホテルなどでさえ、業務用食材を取り入れるところが増えているのです。

　でも、食品添加物は、国が認可した安全な

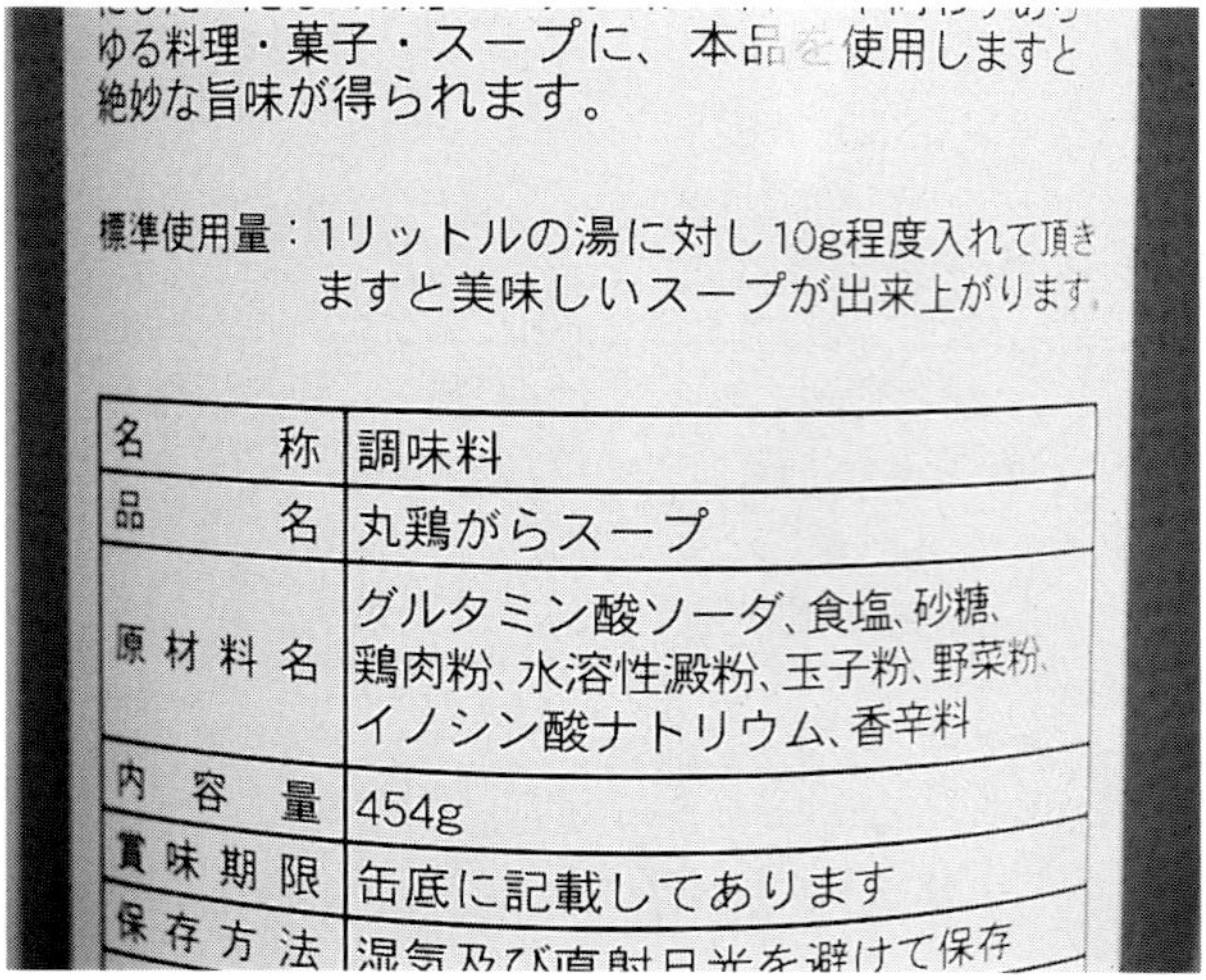

ものを使っているから何も問題はないのだと、食品関連業界では言われています。

食品添加物は、食品衛生法で「食品の製造の過程において又は食品の加工若しくは保存の目的で、食品に添加、混和、湿潤その他の方法によって、使用するもの」とされています。また、食品添加物としての指定は、安全性が実証され、使うことで消費者に利点を与え、化学分析などにより添加を確認できる、といった点が要件とされています。

何にどういったものをどれだけ使ってよいかという基準が定められているから、食品添加物は安全だし、そのことで食生活を支えているのだというのが、業界の考えです。

たしかに食品添加物によって食品に味や色を足したり、日持ちをよくしたりできるのですから、業者にとっては便利でしょう。ただし、なくても作ることができる食品や料理があるのではないかとも思います。

飲食店の論理

では、私たちは何も気にしないでいいのでしょうか。

業界としての理由があることはわかりますが、私たちは、それでもできるだけ食品添加物は使わないほうがいいと考えます。

ひとつは、食品添加物で色や味、香りをごまかした料理を食べたくないということです。鳥がらスープの例のように、本当は少ししか鶏が使われていないスープや、さまざまな材料で増量してあるハンバーグ、無着色のように見える着色料の使われたタラコなどなど、ごまかしの料理を食べたくはありません。

また、安全性が確認されている食品添加物とはいえ、甘味料のチクロや豆腐の殺菌剤として使われていたAF2など、一度国が認めてから取り消しになったものが六十種類以上もあります。国が認めているから絶対安心とはいいきれないのです。

それにしても、こんなに業務用食品が使われるようになったのは、どうしてでしょうか。

それには、飲食店側の理由があります。

1・食材費を大幅にコストダウンすることができる。
2・作るのに手間がかからず、時間と人件費を節約できる。
3・いつ作っても、かんたんに同じ味を出すことができる。
4・客も、化学調味料などが入った味に慣れてきている。

ある良心的なハムのメーカーから、外食店や弁当屋などに自社製品を使ってもらうのがとても難しいと聞きました。まず、一枚いくらでという値段が示され、形も一定でなければならないからだそうです。昔ながらの製法でおいしいハムを作っても、値段の面で相手にされません。ハムの形も本来、肉の部位に応じますから、同じではないのです。価格と形、工業製品のようなことが食品メーカーに求められています。

そして、その答えは食品添加物を使えばかんたんに出ます。価格を落とすために肉の質を落として、増量材と保水剤を使います。一定の形にするために、くずした肉を固めなおす。その分、味や色が悪くなったら、化学調味料と着色料を使えば、できあがりです。どの業務用食材も事情は似たようなものですが、そうして作られたものを使うと、飲食店は食材費を大幅に減らすことができます。

また、食材と手間をかけていたソースやたれも、業務用食材を使えば、ずっと安く、時間もかからず作ることができます。だれが、いつ作っても同じ味ができる利点もあります。時間をかけて下ごしらえをしていた料理人も減らせるのです。

長引く不況とデフレは、飲食店にとってもつらいことです。味がそこそこなら、安い店に客足が流れてしまう。コストダウンして生き残ろうという飲食店にとって、業務用食材は、魅力的なものなのでしょう。

そればかりではなく、若者を中心に、消費者が化学調味料や香料を使った食品の味になれてきたのも、飲食店が業務用食材を取り入れる理由のひとつだといいます。手作りのケーキ屋さんが、業務用食材で作ったケーキ屋の方が慣れた味でおいしいと客から言われたという話も聞きました。

似たような味の別のもの

消費者にとって、安く食事ができるのはいいことです。でも、そのために失われていることも多いのです。

飲食店が、価格競争の中でよりたくさんの業務用食材を使うようになり、それが安い価格を支えていることはわかりました。消費者も、より安く食事ができます。

しかし、そのために何が失われているかを考えてみましょう。

洋食のドミグラスソースにしても、ケーキにしても、本来の作り方はたいへん手間がかかって、長年の経験と腕がものをいう料理です。それが、業務用食材に置き換えられてしまうと、料理人や菓子職人はあまり必要ではなくなります。そして、彼らがリストラされてしまえば、本来の作り方を知る料理人が、その知識と経験といっしょに、いなくなってしまうことになります。かわりに、店で出てくるのは、似たような味の別ものなのです。

飲食店で出される料理の味も、業務用食材のいくつかのパターンにまとまってしまうでしょう。一つひとつの店で、それぞれ違った味を楽しむことができなくなります。

料理の技術とそれを担う人と、たくさんの味が損なわれてしまう、これは食文化と味覚の危機にほかなりません。ケーキ屋さんの例のように、消費者も子どものころからその味に慣れてしまっては、だれもが本来の味がわからなくなってしまいます。

では、よけいなものが入らないまっとうな食事はできないのでしょうか？　かすかな希望の光がありました。

「ごまかしのない食品」を使った料理晩餐会開催

２００６年10月、山形市内の山形グランドホテルで、食品添加物などを使わないまともな食材でディナーのすべてのメニューを料理する第４回料理晩餐会がひらかれました。この晩餐会は年一回開催され、山形、北海道を主に、全国からごまかしのない食品作りに取り組んでいるメーカーの面々を中心にして食材を集め、本書の監修者、磯部晶策氏の指導のもとに作り上げられたメニューでした。林シェフをリーダーとする調理員の協力で料理ができました。

本書の巻頭の口絵で紹介した料理は、第1回晩餐会のメニューの一部です。樺太鱒のクネルは、魚のすり身をはんぺんのようにふわっと仕立てた料理です。鶏胸肉は、味噌と酒粕を合わせたものに漬けて、ソテーしています。どれもおだやかな味わいが印象に残りました。

まとめ

山形のディナーパーティーは、毎回好評のうちに幕を閉じます。このパーティーは、業務用食材をいっさい使わないでも、納得できる値段で、ほぼフルコースのメニューができるのだということを証明しています。

私たちは、本来の作り方をした当たり前の食品を食べたいと思います。それが難しい世の中になってほしくはありません。【S】

（「暮しの手帖」Ⅳ世紀8号－二〇〇四年）

Q　食品には、何のためにたくさんの食品添加物が使われているのか

A　ふつうに売られている食品を手にとって表示を見ると、こんなに必要なのかと首を傾げたくなるほど、いろんな食品添加物や、添加物扱いではなくても、見たことのない材料が含まれています。食品を作る上で利用されたり、保存性を高めたり、色や香りや味を強調したり、粘りや甘みなどの性質を強めるために使われています。これらを使うことで、多少、原材料の質が悪かったり、不ぞろいがあったりしても、見事に均一化した、見た目にも味にも遜色のない食品を作ることができるというわけです。また、調理の経験がとぼしい従業員でも、同じようなものを作ることができて、人件費も安くなります。流通の事情に合わせて、保存性もずっと高めています。

それぞれの目的で添加物が使われ、さらにはAの添加物の苦みを消すためにBの添加物が使われる、といった具合にも用いられますから数は、どんどん多くなってしまうのです。

第八章
バター

トーストにぬったり、オムレツを焼いたり、
シチューに入れたりと、
バターは独特のコクと風味を加えるのに
とても役立つ食材です。
調べてみると、
バターについてのいくつかの長所が見えてきました。
一方、健康上の理由などからバターを敬遠する人もいますが、
その考えはあたっているのでしょうか。
さいきん、メーカー各社が作り始めた
発酵バターについても、製法に違いがあることがわかりました。

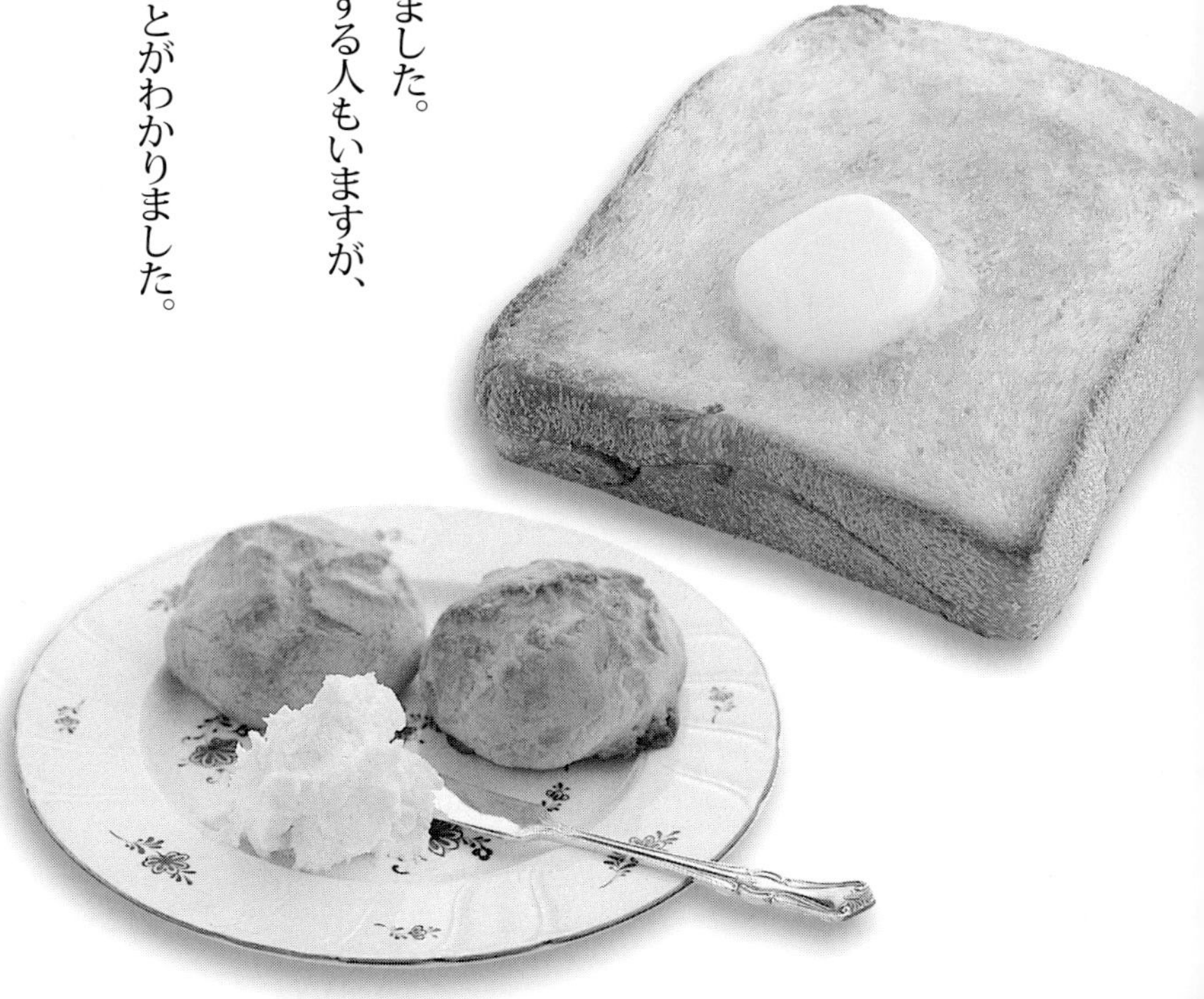

昔、バターは食べるだけのものではありませんでした

童話「赤ずきん」の冒頭で、赤ずきんちゃんがおばあさんをお見舞いに行く場面があります。赤ずきんちゃんがお母さんから渡されたのは、ガレット(焼き菓子)とバターの入った壺。ガレットにバターを塗って、病気のおばあさんに食べさせてあげるのでしょうか。

ところが、ここに出てくるバターが単なる食用ではないという説があります。バターには、薬や化粧品、宗教儀式の灯明や供物としても使われてきた歴史があるからです。

かつてブルターニュの人たちは、バターの塊が病気を吸いとってくれるものと考えて、床に臥せっている人のかたわらにバターの塊を置いていました。こうしたことから考えると、赤ずきんちゃんが届けようとしていたバターも、おばあさんの薬としての意味合いがあったのかもしれません。

ちなみに、現在、私たちが食べているバターの定義は、生乳または牛乳から得られる脂肪の小さな粒を練り固めたものを指します。英国の西南部、コーンウォール地方では、スコーン、プリン、果物などとともに食べるクロテッド・クリームが有名です。これは、乳酸発酵させたクリームをさらに濃厚にしたものです。これとほぼ同じ方法で、バター・チャーンという器具で攪拌すると発酵バターができあがります。このような方法が、バターの最も伝統的な作り方

だと考えることができます。

そのバターの起源は、紀元前３５００年頃。古代メソポタミアにまでさかのぼると言われています。現存するレリーフに、縦長の攪拌器に乳脂を入れてゆり動かしながらバターのようなものを作っている様子が描かれているのです。

また、インドの仏典「涅槃経《ねはんぎょう》」には、「牛より乳を出し、乳より酪を出し、酪より生酥《しょうそ》を出し、生酥より熟酥を出し、熟酥より醍醐を出すが如し、醍醐最上なり」と書かれています。酪や酥が、牛乳を煮詰めて作った、今でいう練乳やバターに近いもので、醍醐はチーズにあたると推定されています。

日本でも奈良時代から平安時代にかけて、酪、酥、醍醐が地方からの租税として都へ送られていた歴史があります。醍醐のおいしさは、その後、「醍醐味」という言葉として、今に残っています。

フランス料理にはバターがつきものと思われがちですが、それはそう古い話ではありません。今やバターを代表的な食材としているフランス料理ですが、14世紀後半に書かれた料理書には、ごくわずかの料理にしか登場しません。15世紀になって徐々に使われるようになりますが、いっきに広がるのは19世紀になってからのこと。フランス料理も、今と昔では、ずいぶん様子が違うのです。また、現在のヨーロッパでは、バターを好んで使うのはフランス、ドイツなどの北方、対してスペイン、イタリアなどの南方ではオリーブ油とバターが使われるというように、食文化が分かれています。

バター作りの基本

バターの原材料は生乳と食塩のみ。昔も今も添加物のない食品です。

市販されているバターを買い集めて、原材料の表示を確かめてみると、どれも「生乳、食塩」としか書かれていません。菓子作りによく使われる無塩バターの表示は「生乳」だけです。メーカーに取材しても、バターの製造には、原材料以外の食品添加物を使用することはまったくなったということですから、バターは添加物とは縁のない食品といえます。

現在では、大型の機械で製造していますが、バター作りの基本は昔とほとんど変わりません。

1・牛から絞った生乳を工場に運んで、低温で数時間寝かせます。

2・生乳から乳脂肪分40％前後の生クリームを作ります。

3・生クリームを機械にかけて攪拌すると、脂肪分が固まった固体とバターミルクという水分とに分離されます。

4・バターミルクを除いた固体を練り続けると、バターが完成します。

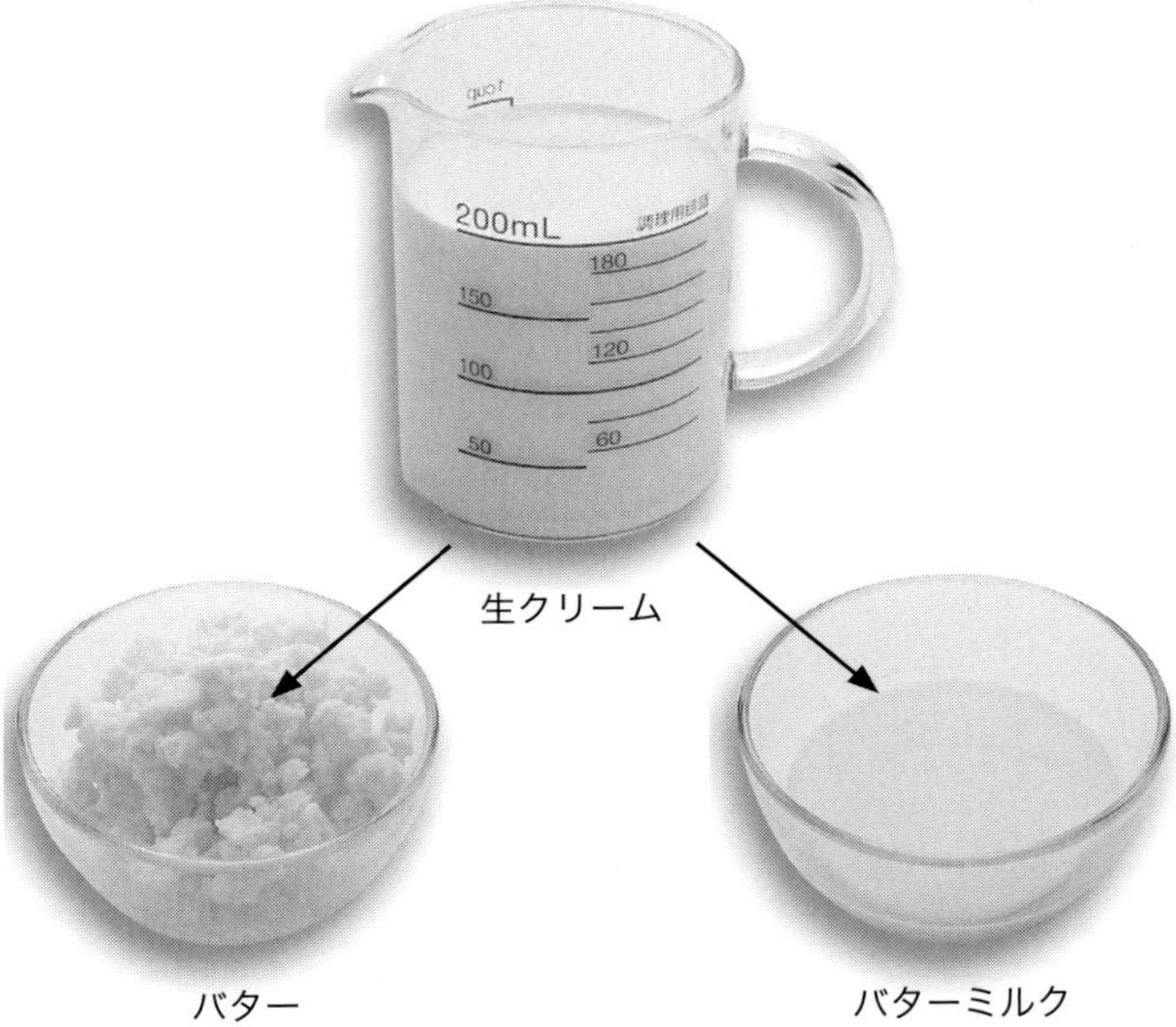

　このままのバターは無塩バターで、最後の工程で食塩を加えると、もっとも一般的な有塩バターになります。とてもシンプルな製造工程で作られているのが、バターなのです。
　ちなみに、1箱分200gのバターを作るためには、約5ℓの生乳を使います。バターになる部分以外のバターミルクは、業務用の粉乳材料として用いられています。
　また、白い生乳から作られるバターが黄色くなるのは、加工の過程で牛が食べた牧草などの葉緑素からくるカロチンの色が出るため。そのため、飼料に生の牧草類が多ければ黄色が濃く、穀物などの濃厚飼料や乾草が多ければ薄くなります。

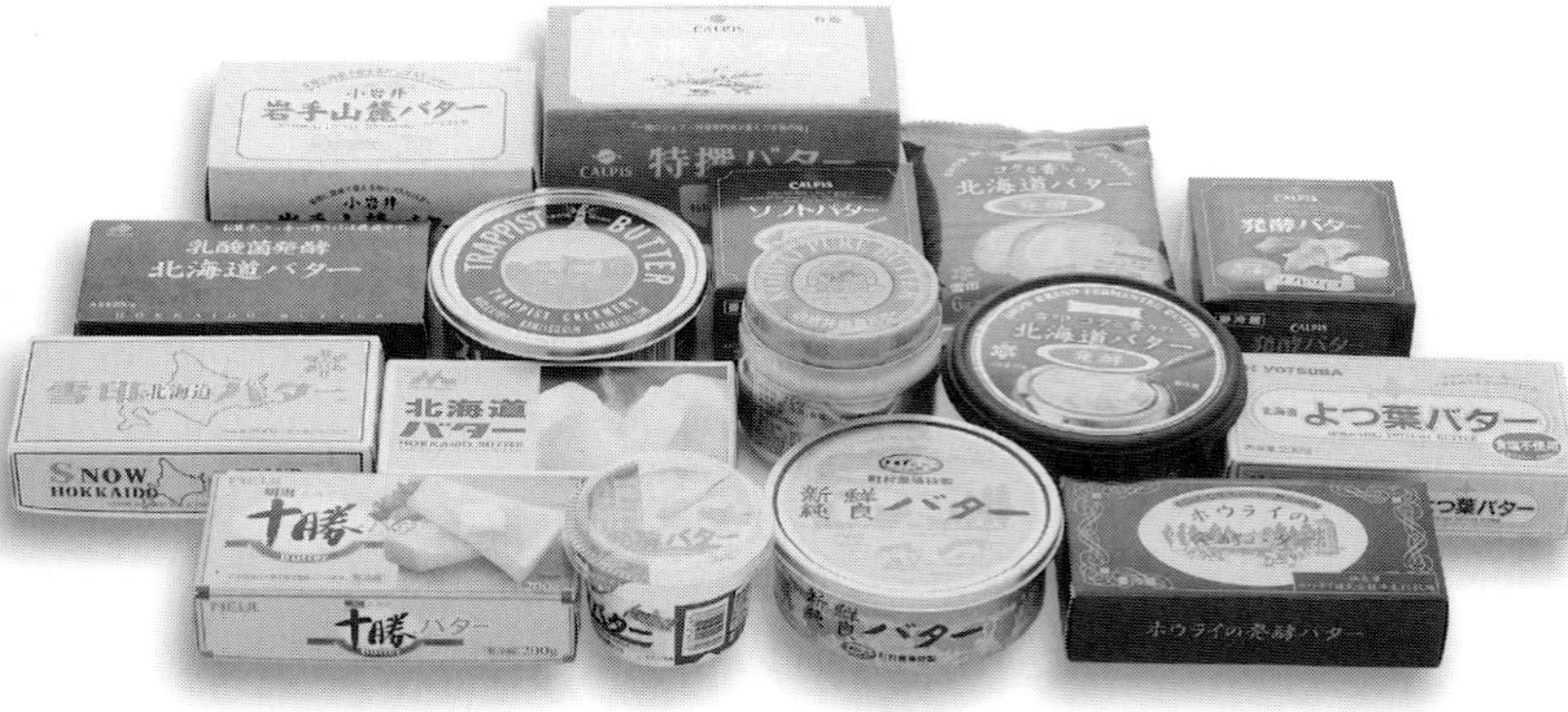

ずらりと並んだバターのラインナップ

バターを敬遠する理由

いくつかの理由から、バターを食べることを敬遠している人がいます。健康のために、コレステロールの摂取が気になるとか、溶けにくくてパンにぬりづらいから、といった理由が主なものです。そうして、代わりに手にするのがマーガリンです。

でもよく考えれば、どちらも大して気にすることではありません。

たしかにバターには、100g中に210mgのコレステロールが含まれています。しかし、じっさいにパン1枚にぬるバターは5gていどですから、そのコレステロールは約11mg。1週間、毎朝パンを1枚ずつ食べても、77mgにしかなりません。生玉子1コ約60g中のコレステロールが250mgであることから考えても、バターによってコレステロールを過剰摂取するとは、とても考えられません。それに、人間の体内でもコレステロールは作られているのです。一方、マーガリンにも、主原料の硬化油、各種食品添加物などの問題があり、単純に比較することはできません。もちろん、医師からコレステロールを厳しく制限されているような人は別として、です。

パンにぬりづらいというのなら、焼いたトーストの上にバターをのせて、ほんの少しオーブンの余熱にあてて溶かす手もあります。それに、バターを完全に溶かしてぬるものだと考えないで、半分溶けたバターのかたまりと一緒にパンをほおばるほうが、より味わいを楽しめるという人もいます。

市販の菓子からバターが消えた

ケーキやパイ、シュークリームと、洋菓子のレシピには、小麦粉や玉子、砂糖とならんで、バターは欠かせない材料です。バターは、軟らかくなって形が変えられる性質や、小麦粉の中に薄く広がってクッキーなどのさくさくした食感を出すショートニング性、攪拌されてたくさんの気泡を抱き込むクリーミング性などの性質があって、菓子作りの基本を支える食材として利用されてきました。

ところが、市販されているケーキなどの洋菓子類の多くには、バターは使われなくなっているのです。動物性脂肪や植物性脂肪(水素添加をして固体化した硬化油)を加工したものと、便利な各種添加物によって、バターの代用がなされているからです。それらを使うことでコストを安く上げ、形をくずれにくく、保ちもよくしているのです。さらに、微妙な火加減などがいらずに均質に焼き上げることができる利点も、添加物によってなされているといいます。店にとっては大助かりかもしれませんが、それでは、やはりバターを使った本来の味わいや食感、香りは出ないのです。

また本格志向の洋菓子店でも、バターと勘違いしてコンパウンドバターを使っている例があります。マーガリンやショートニングに30%前後のバターオイル(液状の乳脂肪分)を混ぜて作られたものがコンパウンドバターで、これはバターではありませんし、できた菓子の風味もバターには及びません。

バターと書かれた菓子類はたくさんありますが、きちんとバターが入っているものは、限られます。

バターと名の付くスナック菓子などもいろいろとあります。これらを見てみると、油脂やショートニングなどの表示とならんで、バター、バターオイル、などが書かれていました。看板

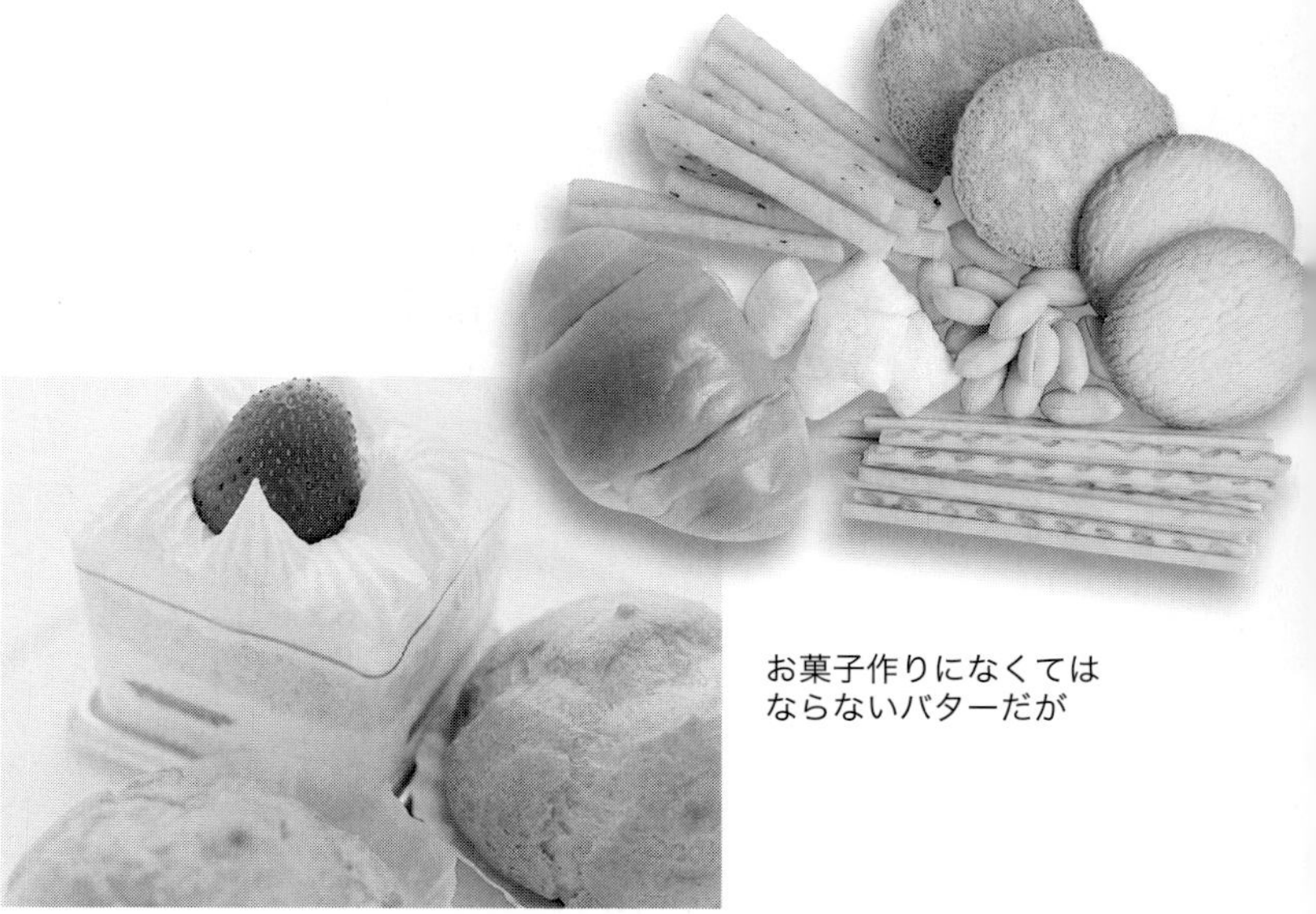

お菓子作りになくては
ならないバターだが

に偽りありとまでは言えなさそうですが、他の油脂などが入っている分、バター類の分量は少なめになっているはずです。バターピーナッツに関しては、バターがまったく使われていない製品がほとんどでした。バターできちんと作ったバターピーナッツはおいしいのにと思うと、残念なことです。

発酵バターとは？

発酵バターは、作る工程でクリームを乳酸発酵させてから、攪拌する機械にかけて作る、バターの原点に近い製品です。独特のかすかな酸味と発酵臭が特徴で、ヨーロッパでは昔から広く親しまれてきました。

日本では高級バターとうたわれている商品が

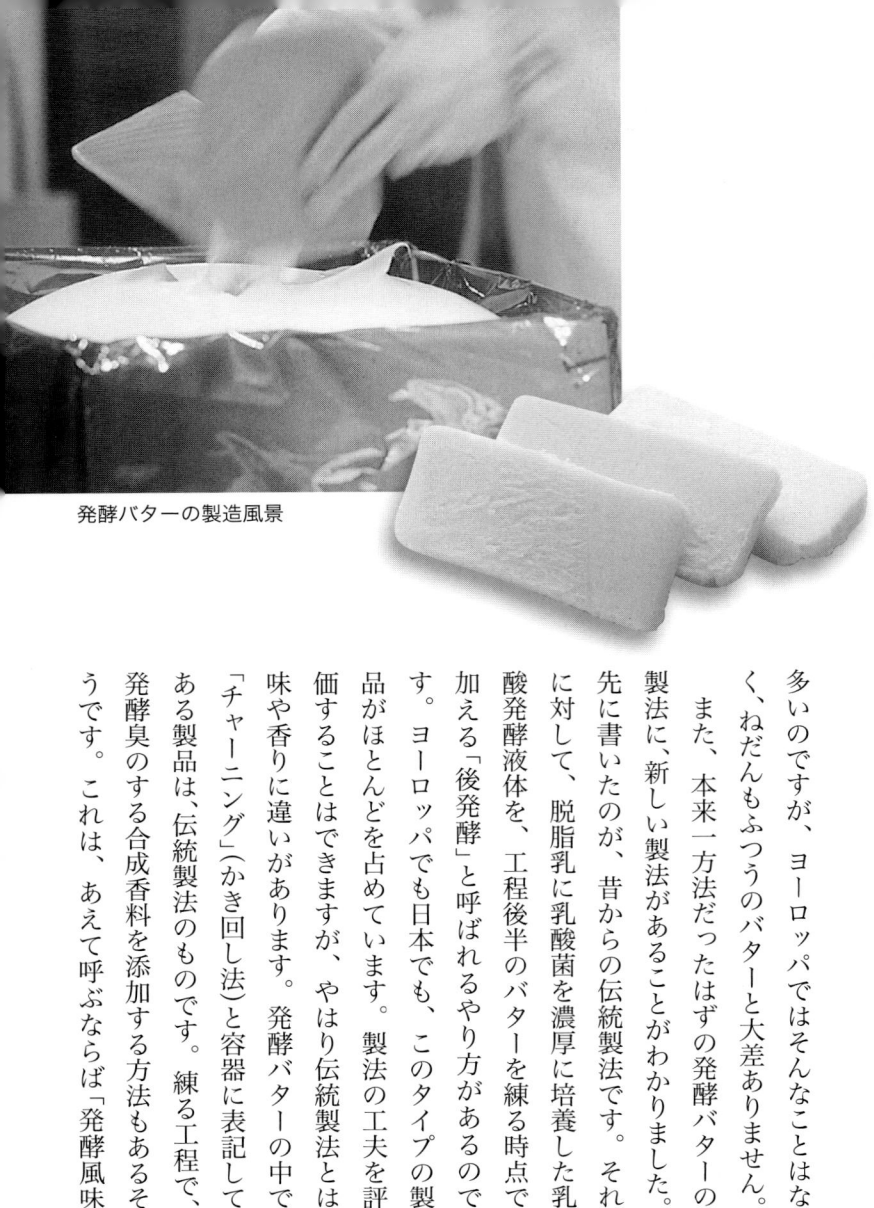

発酵バターの製造風景

多いのですが、ヨーロッパではそんなことはなく、ねだんもふつうのバターと大差ありません。

　また、本来一方法だったはずの発酵バターの製法に、新しい製法があることがわかりました。先に書いたのが、昔からの伝統製法です。それに対して、脱脂乳に乳酸菌を濃厚に培養した乳酸発酵液体を、工程後半のバターを練る時点で加える「後発酵」と呼ばれるやり方があるのです。ヨーロッパでも日本でも、このタイプの製品がほとんどを占めています。製法の工夫を評価することはできますが、やはり伝統製法とは味や香りに違いがあります。発酵バターの中で「チャーニング」(かき回し法)と容器に表記してある製品は、伝統製法のものです。練る工程で、発酵臭のする合成香料を添加する方法もあるそうです。これは、あえて呼ぶならば「発酵風味付けバター」とでも言うもので、ごまかしとしか言いようがありません。

また、発酵バターは加熱することで風味が楽しめます。ですから、焼き菓子作りに用いるとか、熱々のトーストにぬるといった食べ方が、向いているバターです。

パイを作り比べてみると

いくつかのバターを使ってじっさいにパイを作り比べてみました。

すると、膨らみ方や食感などが違いました。パイ層の形は、写真の通り。さっくりパリパリし

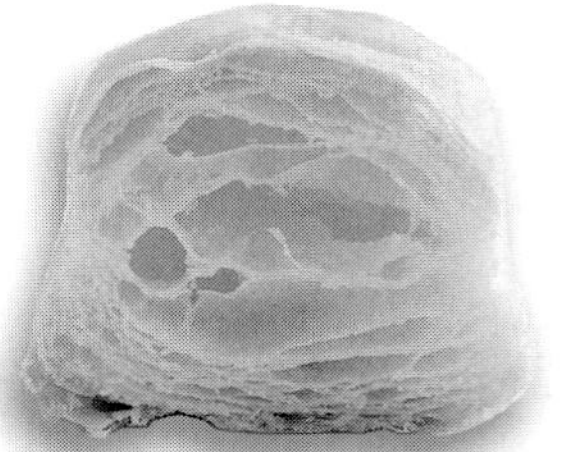
A　よつ葉乳業（根釧工場製）

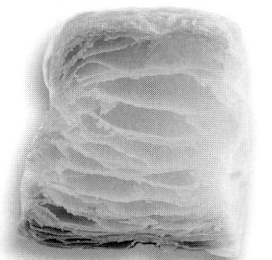

B　よつ葉乳業（北見工場製）

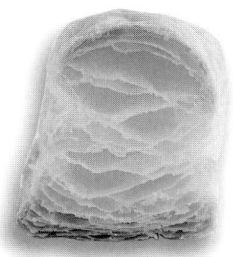

C　明治乳業

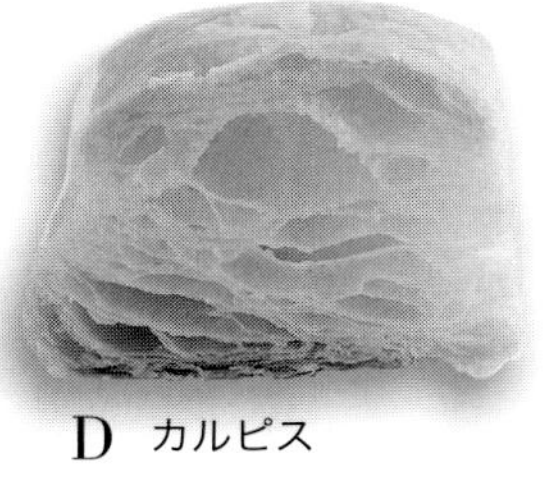
D　カルピス

製作者：阿部譲一氏（山形市・戸田屋正道）

たB、ざくっとした感じのDなど、食感もいろいろです。どれも市販品に多いバターをあまり使わないパイ皮に比べると、格段の香りと味がありました。

Bが伝統的製法の発酵バター、A、C、Dが後発酵製法の発酵バターでしたが、かすかにすっとした余韻を残す味わいだったのは、Bでした。

また、みやげ物のバターのなかには、大手メーカーから仕入れた製品を売っているものもありました。自社ブランドのパッケージや缶に詰め替えて、高いねだんで売っているのです。これも、消費者として注意しなければならないことです。

まとめ

バターは、昔から作り方も原材料もほとんど変わっていない、今や稀有な食品と考えることもできます。一方、北海道では生乳が余って廃棄処分にしたという厳しいニュースもありました。

もっとバターを見直すことは、酪農の活性化にも繋がります。そして何よりもバターを生かしたおいしい菓子や料理の味わいを取り戻すことにもなるのです。【S/To】

（「暮しの手帖」Ⅳ世紀23号–二〇〇五年）

第九章

椎茸と納豆

わたしたちがふだん食べている鶏や豚、牛などは、人類の長い歴史の中で、品種改良が進められ、じつに多くの種類が育てられてきました。

ところで、微生物や菌類を利用して作られた食品も、たくさん日常の食卓にのぼっています。

この分野にもさまざまな品種改良の歴史がありますが、あまり知られていません。

また最近は、新しい問題が出てきました。

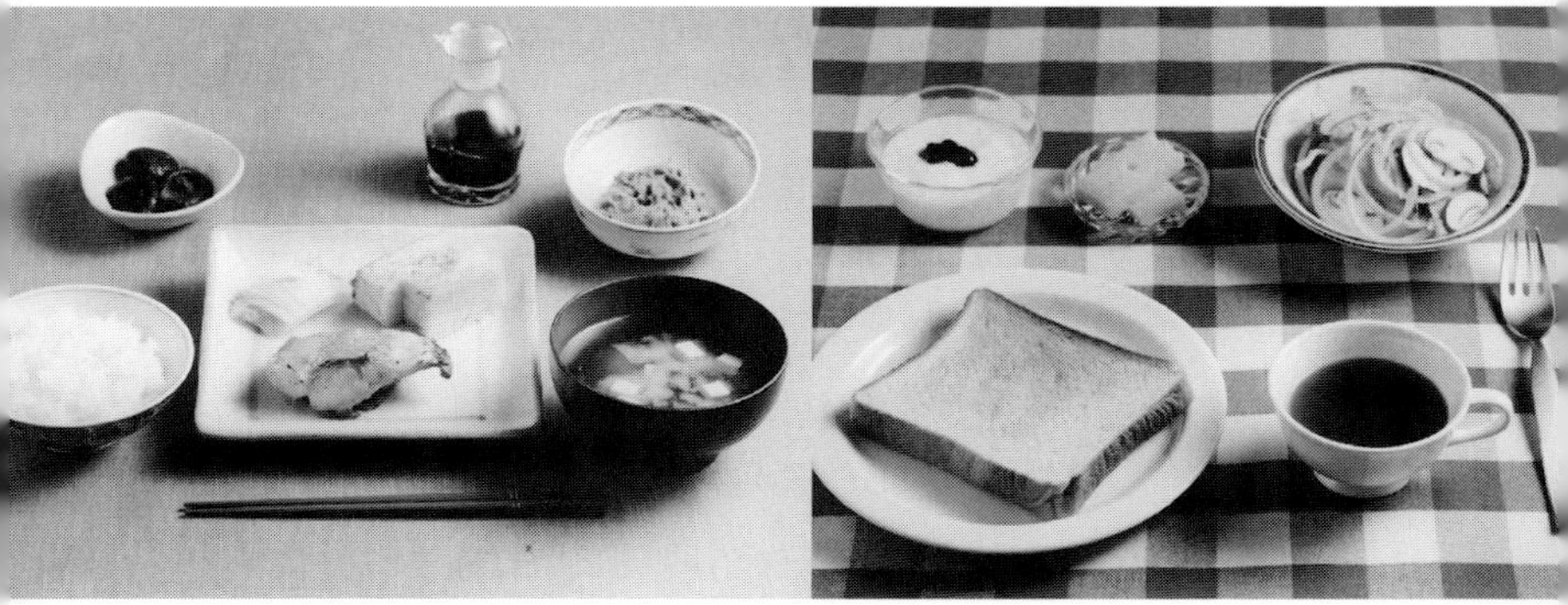

人類の食文化には、微生物や菌類がずっと昔から利用されてきた歴史があります。例えば、洋風の朝食では「パン、ヨーグルト、紅茶、チーズ、ドレッシングの酢」が、和風の朝食では「つけもの、納豆、しょう油、赤魚の粕づけの酒かす、みそ、含め煮の椎茸」が、微生物や菌類を利用して作られたものです。

鶏や牛、豚などが、品種間・系統間交配などの方法によって、改良が進められてきたことは、ご存じでしょう。植物も、主食の稲、麦などから果物にいたるまで、さまざまな特徴を持つ品種が生み出されてきました。その性質を、人類にとって都合のいい部分を拡大し、品種として固定する作業を「育種」と言います。

たとえば稲は、野生の多年草だった植物を、長い年月をかけて水田でも畑でも栽培ができる一年草に変え、栽培地域を広げ、病害虫に強い植物へと育種されてきました。味わいも研究され、ササニシキやコシヒカリといった銘柄米が作り出されました。

一方、本章のテーマの微生物や菌類を利用してきた歴史も古く、パンや酒類などは、何千年も前から作られてきました。食材の保存性を高め、食べやすく、風味よく、また独特の食感のものにするために、発酵という方法が使われてきたのです。また、菌類の子実体《しじつたい》（胞子を作る器官）を採集・栽培して直接食べる、つまりきのこ食も、古くから続く菌類利用の方法と言え

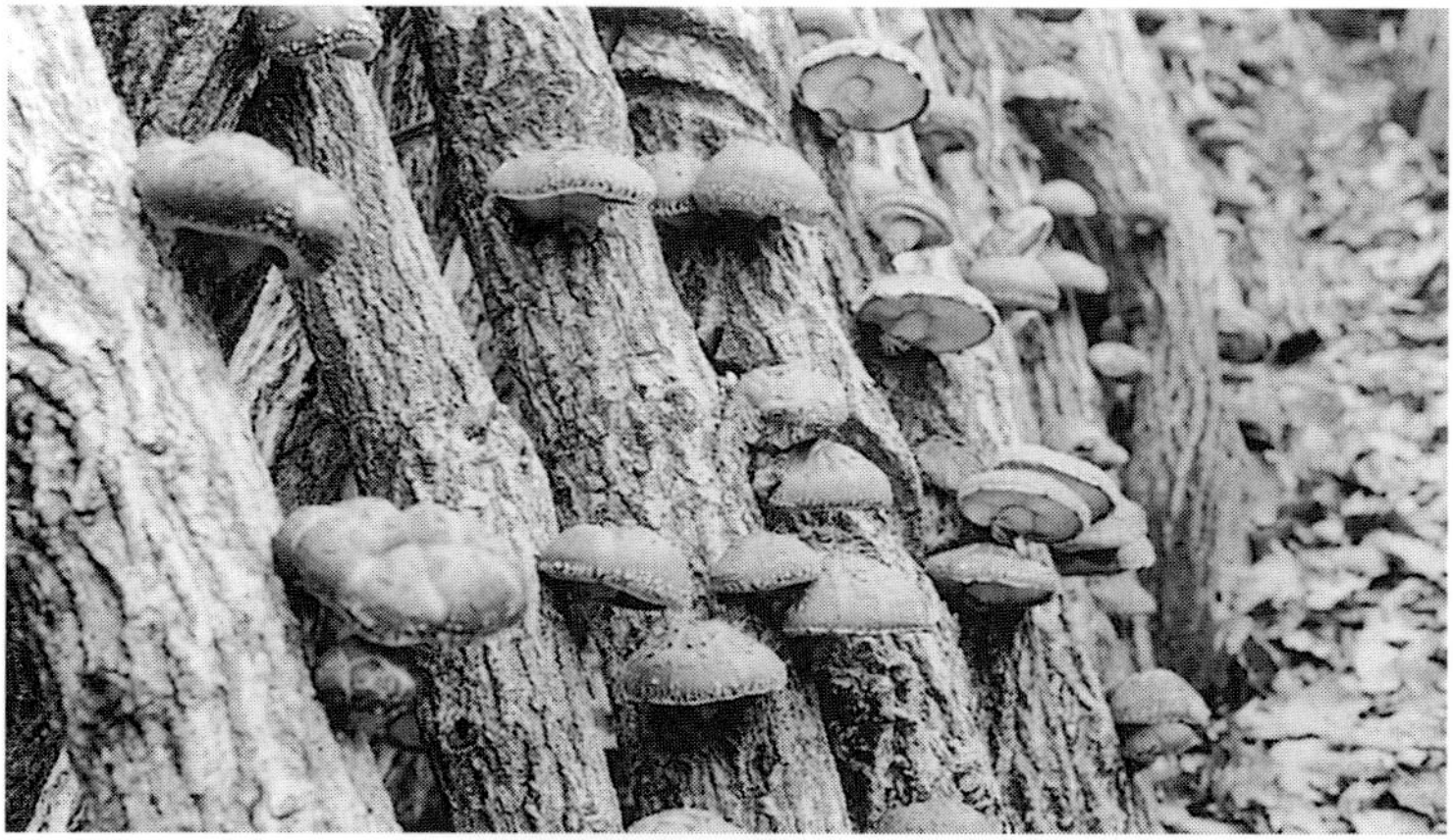

秋から春にかけてが、原木栽培椎茸の成長する時期。1本のほだ木から、4年間で合計1.5キログラム前後の椎茸が収穫できる。これは、乾椎茸にすると180グラムほどになる

ます。

この分野の育種は、近代になって顕微鏡ができ、詳しい研究ができるようになってから、ぐっと本格化しました。近代は、微生物・菌類の育種の時代とも言えます。パンやビールを作る酵母菌、漬け物を作る乳酸菌、また食用きのこなどは、それぞれ数百〜数十万種の新しい品種が研究され、そのなかから選び抜かれた品種が使われているのです。

わたしたちは、微生物と菌類の育種によって、いろいろな性質と味わいを持つ食品を楽しめるのですが、近年はこの分野の食品にも、いくつかの問題点が出ています。

日本人の食生活になじみの深い椎茸と納豆

椎茸の本格的な栽培が始まったのは、生態が解明された、昭和10年以降のことです。当時、森本彦三郎氏と北島君三氏らの種菌接種法による純粋培養が、また、森喜作氏によってくさび型種駒栽培が考案されました。それまで椎茸の栽培法は、よくわかりませんでした。椎茸は椎の木やクヌギなどの広葉樹に生える性質があることから、江戸時代にはそれらの木を切り出して、鉈で傷をつけて自然に胞子が付くのを待つ、鉈目栽培という経験的方法がとられていました。しかし、その方法は安定した収穫にはほど遠いものでした。

鳥取市には、日本で唯一、きのこの研究と育種、栽培法の普及活動を行なっている財団法人日本きのこセンターがありますが、その前身の全国椎茸普及会が設立されたのが、戦後の昭和22年のことです。設立の背景には、肥料も農薬もいらず、里山で自給的にできる椎茸栽培を、戦争の引揚者の職にしてはどうかという、国の考えもあったといいます。

日本きのこセンターが開発と普及に努めた棒状種駒による原木栽培法は、種駒(純粋培養した椎茸菌のついた木片)を、ほだ木に打ち込み、1、2年かけて菌糸を繁殖、椎茸を発生させて、成長した椎茸を収穫するというものです。こうすると、自然の状態に近い椎茸が栽培できます。菌の培養と栽培の技術の確立によって、椎茸は安定的にとれるようになったのです。昭和30

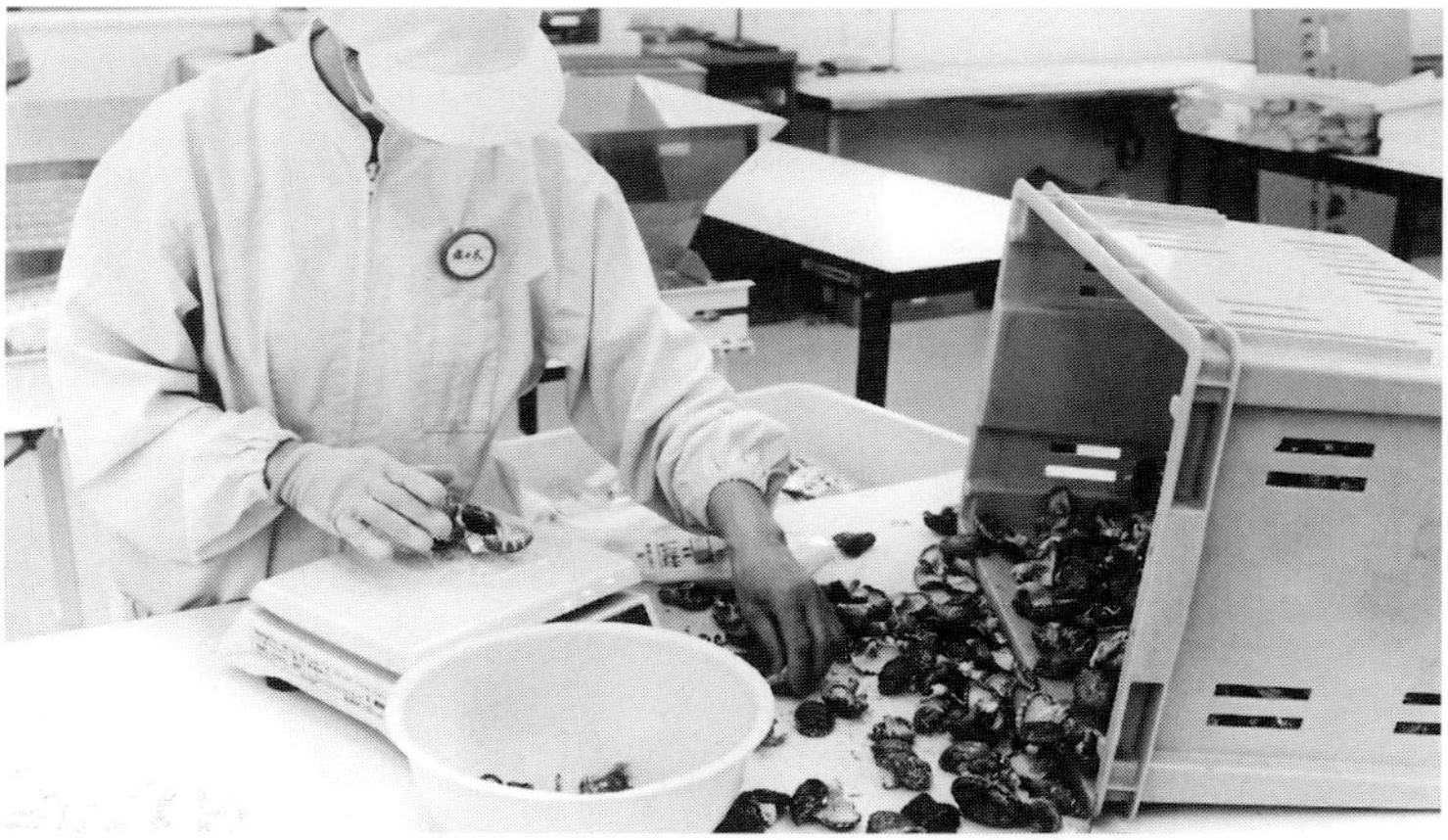

原木栽培椎茸の普及・流通のため、日本きのこセンターが指導する菌興椎茸協同組合という別組織がある。独自に開発した品種だけを集荷、選別、出荷する格付共選を行なっている

年代には原木栽培が全国で盛んになり、最盛期には年間1・6万トンの乾椎茸と、10万トンの生椎茸が生産されました。

椎茸の種類はいくつあるのか

椎茸には、たくさんの品種があります。その、新しい品種をひとつ作り出すには、数万種の組み合わせと、10年にも及ぶ試験栽培が行なわれています。

そもそも、乾椎茸用と生椎茸用の品種も違いますし、あわせて50品種くらいが市場に出回っています。わたしたちが気づかないのは、流通の段階で混ぜられ、選別し直されているからです。品種の違いがわかれば、消費者も味わいの違いで買うことができるのですが、流通の世界にはそんな考えはないようです。

日本きのこセンターは、椎茸の大きさや厚み、かさの開き具合、また料理の用途や栽培地の気候などに応じた新品種を育種しています。そのために、1年に一万通りの交配種を試験し、その中から選ばれた2、3品種をその後10年かけて試験栽培する作業が続けられています。

ところで、近年は菌床《きんしょう》栽培という方法で作られた椎茸があります。パッケージに「原木栽培」と書かれていなければ、ほとんどが菌床栽培です。これは、おがくずやふすまなどで作った培地に、栄養剤などを加えて大量生産する施設栽培です。中国からの輸入椎茸も、菌床栽培です。それも、より安くできる生産指導は、たいてい日本の業者がしています。

原木栽培の椎茸と味や香りが違うとか、農薬や栄養剤などの使いすぎがあるのではないかといった問題点が指摘されていますが、とにかく安く作れますから、乾椎茸の市場では、七割近いシェアになっています。

日本きのこセンターは、菌床栽培の研究は行なっていません。この方法が、本来の、山林を利用して椎茸を栽培し、利用後の腐木を山の滋養にするといった環境循環型の原木栽培とかけ離れた栽培法だからです。

一方、食品の生産履歴の明示が求められている現在、生椎茸の原木栽培と菌床栽培の違いなどに、表示義務がないのは、おかしなことです。

2002年から、乾椎茸に中国産が混ぜられ、国産と偽って売られていた事件がたびたびニュースになりました。これは違法行為ですし、その後の取り締まりも厳しくなっています。また、椎茸の新品種を「融合松茸」開発と偽った事件もありました。

ただ、法律上問題がなくても、栽培法や品種、味わいも違う原木栽培と菌床栽培の生椎茸には表示義務がなく、消費者もそれを知ることができないというおかしな話があります。また、中国で作られた菌床や原木が輸入され、そこから生えた椎茸も、特に区別されず国産として売られています。食品のトレーサビリティーが重要だと言われるなか、椎茸でも、それがどのように作られたどんなものなのか、しっかり表示をしてほしいと思います。

昭和初期に確立した技術

納豆には、糸ひき納豆、塩辛納豆、甘納豆の3種類がありますが、ここでは、全国で親しまれるようになった糸ひき納豆について取材しました。

昭和初期、実用的な納豆菌の培養が青森で成功して広められた事実はほとんど知られていません。納豆は、煮た大豆を藁苞《わらづと》に詰めて一晩ほど保温して作る製法で、昔は家庭で作られていた伝統食です。大豆の無塩発酵食品は世界でも珍しく、日本以外では、インドネシアとネパー

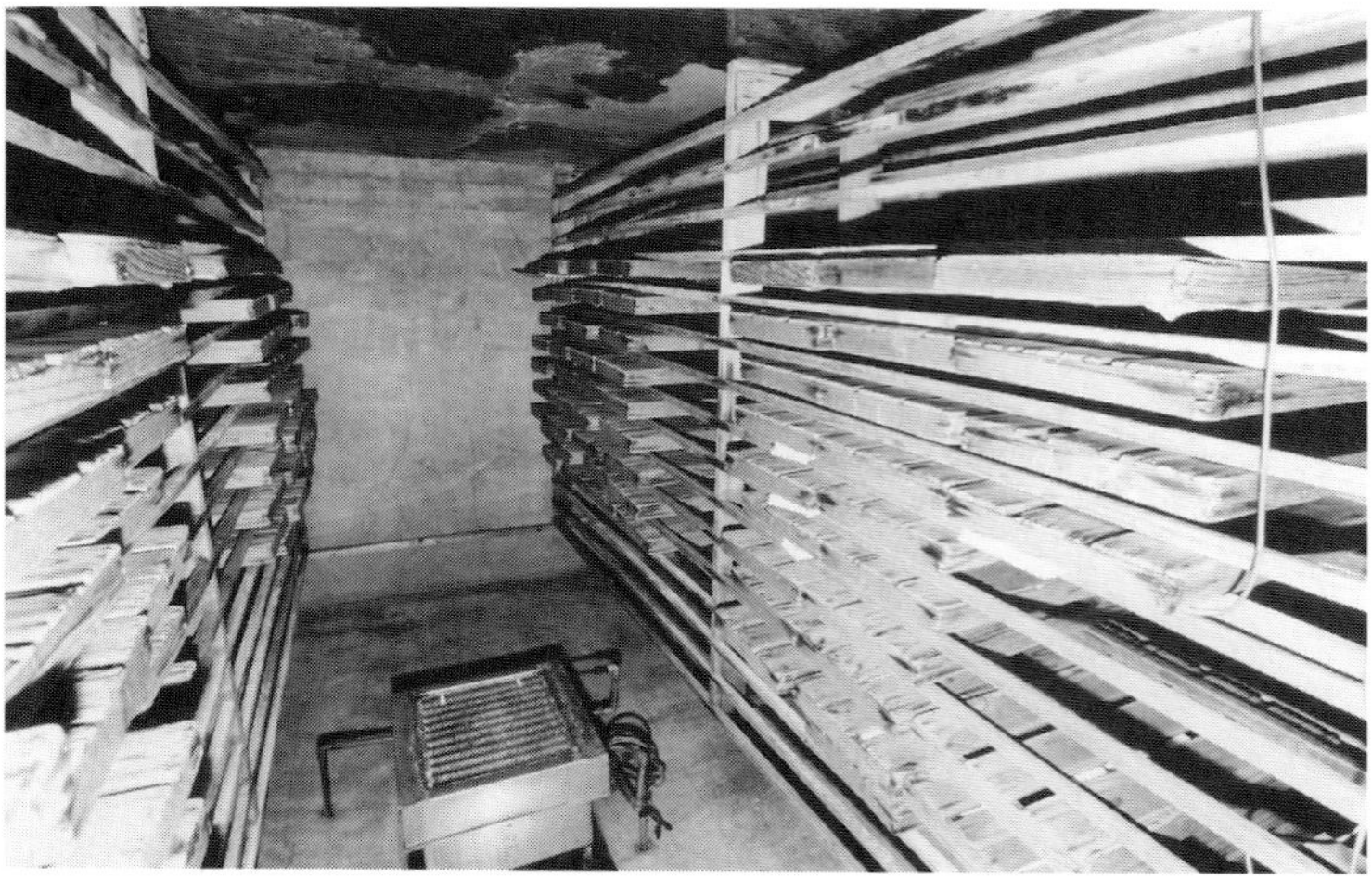

かくた武田では、パックにつめた納豆を室(むろ)に運んで、一晩発酵させている

ル、中国・雲南の一部だけにあることが知られています。

納豆菌が比較的低温でうまく働くことから、日本でも古くから納豆があるのは東北地方で、特に冬場にとる植物タンパクとして、重宝されてきた食品です。

江戸時代にはすでに納豆売りがいたようですが、明治末期に沢村真氏によって納豆菌の純粋培養が成功し、大正中期になってから半沢洵氏と村松舜祐氏によって実用化に向けた研究が進められました。そのためじっさいに、食品工業としての納豆メーカーが成立するのは、昭和に入ってからのことです。

当時、納豆菌を分離・培養する方法を、はじめて実験室段階からメーカーの実用技術として確立した人物が、青森にいました。今も続く納豆メーカー、「かくた武田」(青森納豆)の創業者、武田左吉氏です。

明治末年から納豆の製造販売を始めた左吉氏は、安定した納豆作りができる実用的な納豆菌を安定培養する研究に熱中したと言います。何年もの試行錯誤の末、実用化に成功すると、続けて圧力釜の使用と発酵室の設計など、納豆の近代的製法の基礎を作り上げました。左吉氏は長男の信太郎氏とともに、培養した納豆菌を東北、関東の納豆メーカーに販売し、手弁当でさまざまな技術指導をして納豆業界の振興に尽力した、知られざる恩人なのです。

よい納豆の条件は、あめ色、歯ごたえ、強い糸ひき

ふつう、納豆の製法は、基本的に水に浸した大豆を釜でゆであげ、納豆菌を吹き付けてパックにつめ、そのまま発酵させるというシンプルな工程です。ですから、味わいや食感を左右するのは、使う大豆の種類と納豆菌の種類、その相性、ゆで加減、そして発酵の管理です。

四代を経た、かくた武田では、創業以来「大粒の大豆をしっかり発酵させる」製法を守り続けています。大粒の大豆を使うことで、大豆の旨みが味わえ、しっかり発酵させることで水分がとび、歯ごたえがよくなるのだといいます。また、大豆タンパクは納豆菌の働きによって発酵する過程で、糸ひきのもとであるアミノ酸と糖類に分解されます。だから、強い糸ひきは旨み

が多いことなのです。そうしてできたおいしい納豆は「あめ色で、歯ごたえがある強い糸ひき」が待徴になります。

市販されている納豆は、どの品の原材料表示を見ても、小麦入りなどの特別なものを除けば、大豆と納豆菌だけです。ところが製造の段階で、大豆をやわらかく煮るためにリン酸塩などを使用したり、納豆菌の発酵を促進するためにグルタミン酸ナトリウムを加えたりしているメー

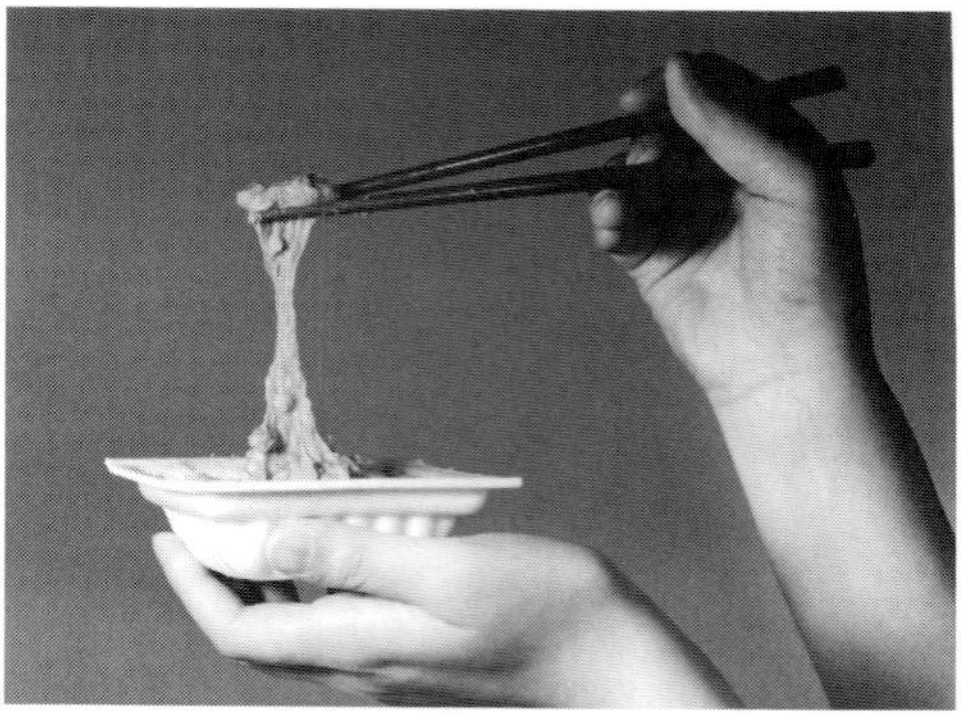

強い糸ひきがおいしい納豆の特徴だという

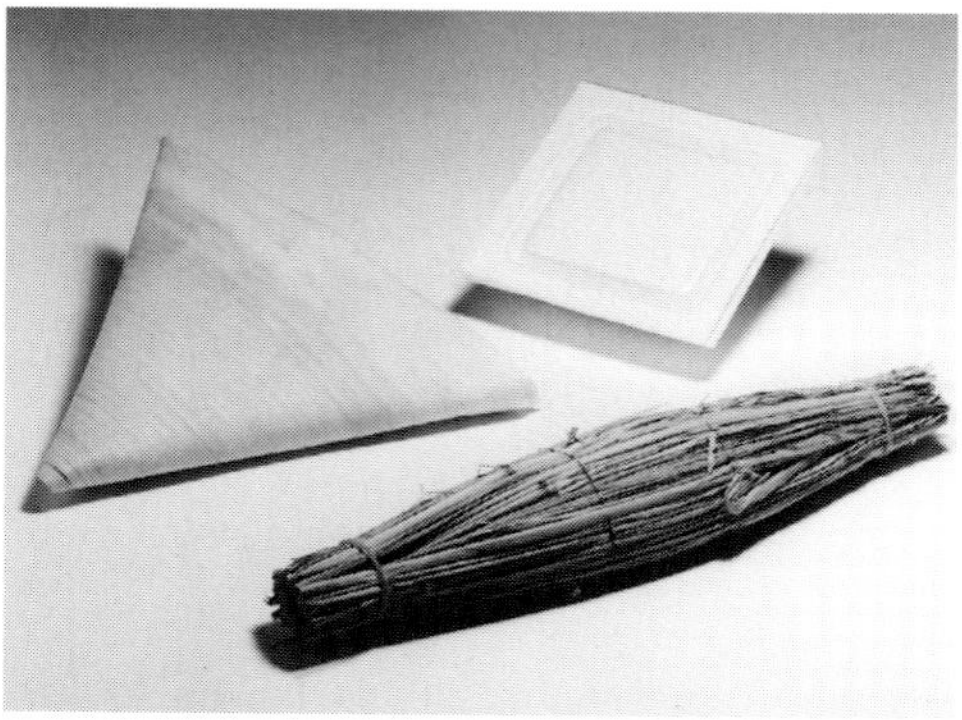

いろんな容器で売られている納豆。三角のものは経木。わらづとのものは、今では滅菌洗浄したわらを容器として用いているものがほとんどで、昔ながらの「わらづと」納豆ではない

カーも少なくないようです。

食品の原材料を加工する過程だけで使われる食品添加物は、原則的に表示が免除される規定がありますから、それらが表示されていないというわけなのです。これは、納豆に限らず、どの加工食品についても、同じことがいえます。

最近、消費者の納豆の好みは小粒でやわらかく、糸ひきも匂いも弱めのものに変わってきたといいます。

それらを満たした納豆を作るために、原材料や製法を工夫すればよいのですが、食品添加物を使うという簡便な方法がとられがちです。

もちろん、わずかな使用量なのでしょうが、元来こんなにシンプルな原材料と作り方でできる食品にまで、食品添加物を使わなければならないのでしょうか。

メーカーは、大豆と納豆菌の本来の働きを生かした、味わい深い納豆を作ることを、追求してほしいものです。

まとめ

菌類や微生物を利用して作られる食品には、経験と知識の蓄積の歴史があり、近代になると育種技術が進み、いろいろな品種が供給されるようになったことがわかりました。そこにおかしなごまかしの技術が入り込まず、育種で味わいの世界が広がってほしいと思うのです。【S】

（「暮しの手帖」Ⅳ世紀10号－二〇〇四年）

Q　菌床栽培きのこには、なめこやしめじもあるが、椎茸と事情は同じようなものか

A　菌床栽培の椎茸については、原木栽培と比べると、そもそもの栽培法や品種が異なっているのに、表示が不明確だという点を指摘しました。また、菌床栽培には培地に薬剤や栄養剤が多く使われている疑念があり、特に輸入品は問題視されています。また、菌床も輸入されています。

なめこやしめじなど、きのこの種類が違っても、同じ懸念はぬぐえません。ただし、きのこ本来の性質に応じて、菌床栽培もよりよい培地を用意し、薬剤を極力使わない栽培法を研究しているところもあります。品質のいい菌床栽培ものが出てくることにも、期待したいものです。

第十章
養殖の魚介類　鮭・マス

日本人の食卓に欠かせない魚介類。
その本格的な養殖が始まったのは、
近代になってからのことです。
朝食に、夕食に、よく焼き魚や
お刺身を食べるご家庭は多いでしょう。
お昼に買ったお弁当には
塩鮭やぶりの照り焼きが入っています。
いまの日本では、
それらの魚の過半を輸入に頼っています。
また、鮭などは輸入品の多くが養殖されたものです。
魚の養殖の現状はどうなっているか、鮭を例に調べました。
また、北海道では
天然の鮭の漁獲と流通についてもうかがいました。

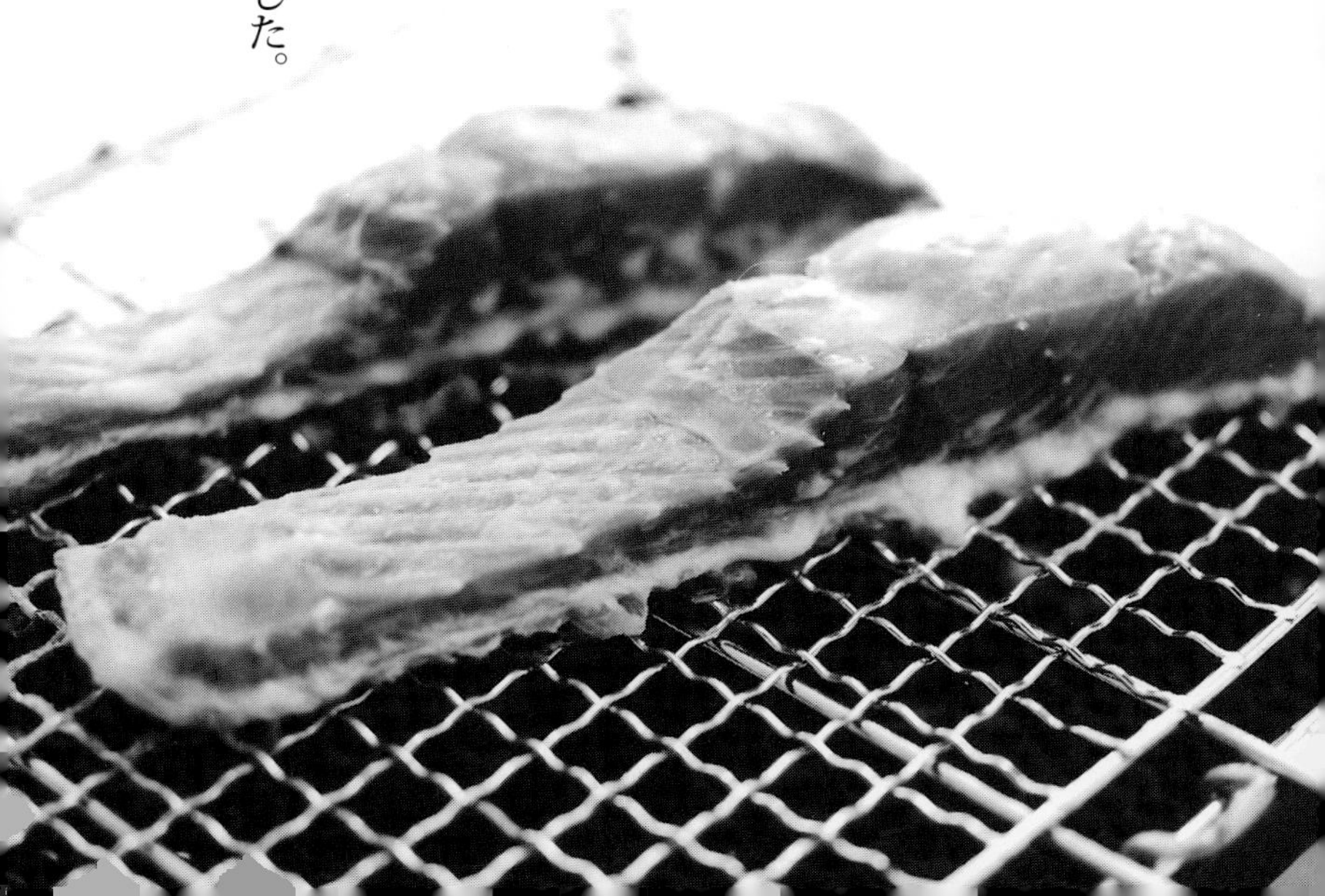

増加する養殖魚の割合と魚の種類

左ページのグラフは、２００1年に日本で流通した魚介類の輸入ものと国産ものの割合と、国産ものの天然と養殖の割合を表わしています。漁業大国といわれた日本が、いつの間にか輸入の魚介類にずいぶん依存していることがわかります。

本章では、そのなかでも私たちの食卓になじみが深い、鮭・マスについて取り上げます。かつては、秋冬を中心に出回っていた鮭が、今では一年を通じて売られています。おなじみの塩鮭をはじめ、刺身や回転寿司では、トロサーモンと呼ばれる脂たっぷりの切り身もよく見かけるようになりました。種類も新しいものがあります。いつの間にか、鮭の流通は大きく変わっていたのです。

それらは、主に海外からの輸入ものが増えたことが原因です。今や鮭の年間国内流通量約50万トンのうち、六割を輸入ものが占めています。しかも、輸入鮭の八割近くは、ここ20年ほどで伸びてきた大規模な養殖場で生産されています。

スーパーの魚売り場をのぞいてみると、国産の鮭よりも、アラスカ産、ノルウェー産、チリ産などが多く置かれています。ねだんも、国産よりも二割ていど安く、ものによっては半額以

魚介類の国産・輸入と天然・養殖の割合
（平成15年水産白書より作成）

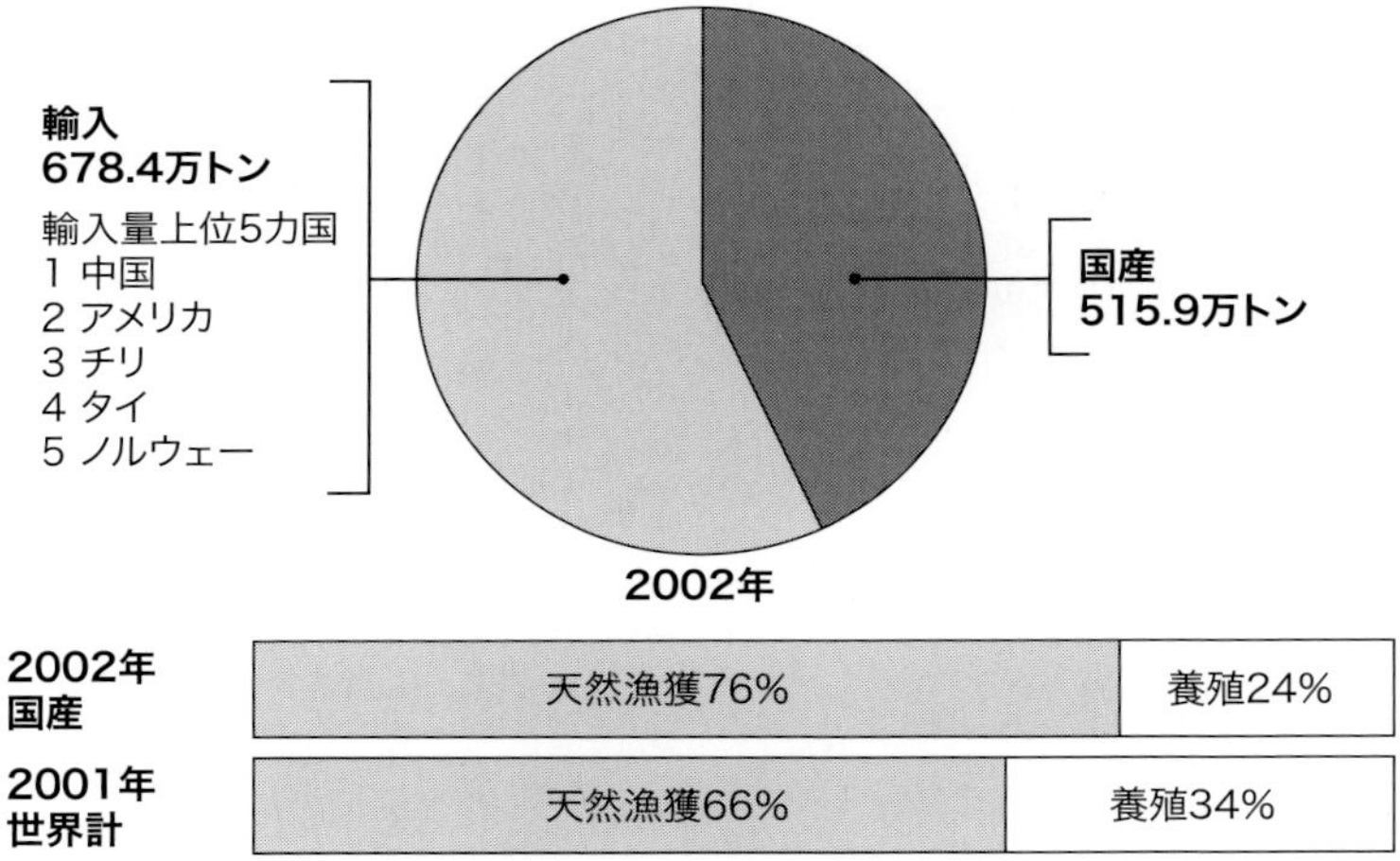

下の商品もありました。国産は、漁期がありますから、時期によってねだんはずいぶん変わります。

　もちろん、魚介類の養殖は海外に限ったことではありません。タイ、ヒラメ、ハマチ、カキ、ホタテ貝など、国内でも養殖が盛んで、たくさん出回っているものがあります。本連載でも取り上げたことがあるウナギなどは、ほぼ100%が養殖です。売値が高い魚の養殖が手がけられていて、イワシやサンマなどの、天然でたくさん獲れる単価が安いものは、まず養殖はありません。

　養殖の魚といえば、1980年代には、病気を防ぐために多くの薬剤が与えられ、エサの添加物も不安だと、マスコミで話題になって、消費者から敬遠された時期がありました。当時からは、改善がなされているはずですが、現状はどうなっているのでしょうか。

また、輸入鮭の例のように、輸入された養殖魚もどんどん食卓にのぼるようになっていますから、海外の養殖事情も気になります。

一方、考えてみれば、日常食べている豚肉や牛肉、鶏肉や玉子は、ほとんどが養殖の産物です。私たちの食生活をささえるためには、養殖は必要な技術ですし、海の資源も限りがありますから、養殖を敬遠して魚だけは天然を求めるという考えには、無理があるでしょう。

ただし、牛豚などの家畜と比べると、魚介類は養殖の歴史が浅いものが多いのです。前者が二千年、三千年の養殖の経験を人間が持っているのに対して、後者はほんの百年、二百年ほどの経験しかありません。長いサイクルで養殖する生き物の生態を理解し、自然環境とうまく折り合ってやっていく術を身につけるには、魚の養殖については、まだ日が浅いのです。

さらに家畜との違いを挙げると、養殖場所が海や河川・湖沼などにしきりを設けて行なうやり方なので、エサや魚の排泄物や薬剤などの汚れが水域に少しずつ広がっていく懸念があります。養殖が必要だとしても、その方法は問われ続けるのです。

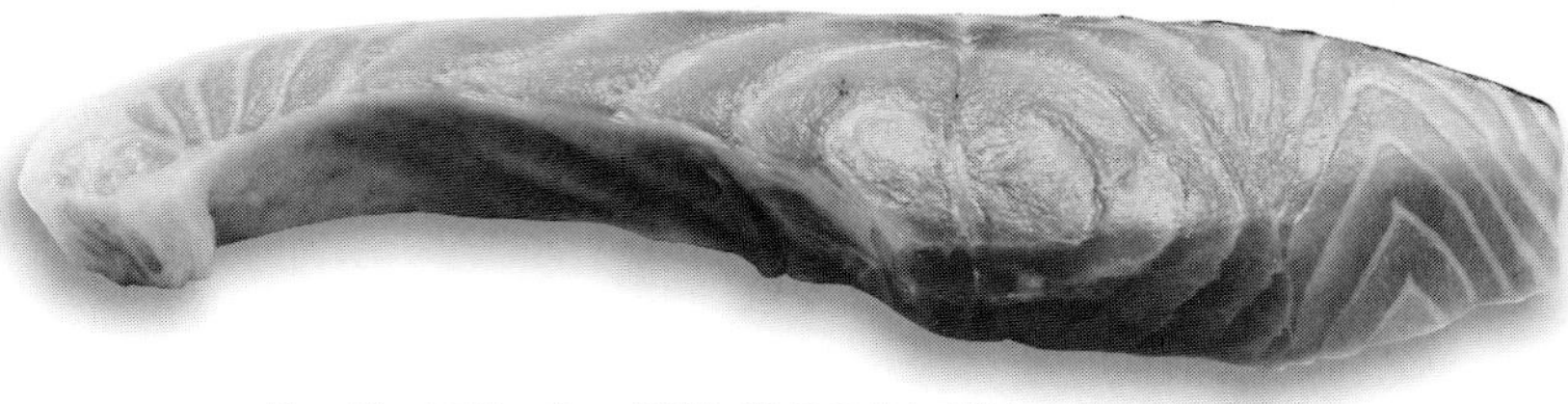

スーパーで買った、お買い得品のキングサーモン白い筋のように見えているのは、ほとんど脂。霜降りの魚だ

養殖の魚の何が問題か？

養殖のすべてが悪いわけではありません。では、何を問題として注意しなければいけないのでしょうか。

写真は、近所のスーパーで買ってきたお買い得品のキングサーモンです。脂身が多く、好んで買う人もいます。まるで、年輪のように見える白いすじや腹側の白っぽい部分は、ほとんど脂です。脂質の高いエサを与えて、あまり運動できない囲いで育てると、こんな身になるのです。店でも、魚をさばくのに包丁がねばって切りづらいほどだといいます。

また、刺身や回転寿司では、トラウトサーモンのオレンジ色も鮮やかな切り身がトロサーモンと呼ばれて人気が出ています。これもまた、脂がたっぷりの切り身ですが、トラウトサーモンとは、聞きなれない名前です。サーモントラウトとか、トラウトとしても売られています。サーモンは鮭のことですし、トラウトはマス、なんだか混乱しそうですが、これはニジマス類の商品名です。あの、釣り堀などにいるニジ

鮭・マスの分類と名称

サケ科サケ属

・シロザケ(サケ)

・ギンザケ

・ベニザケ

・カラフトマス

・キングサーモン(マスノスケ)

・トラウトサーモン(ニジマス)

サケ科タイセイヨウサケ属

・アトランティックサーモン

サケ科イワナ属

・イワナ

マスと同じ魚が、主に北欧や南米チリなど諸外国の沿岸で養殖されていて、まぎらわしい商品名をつけて売られているのです。

ニジマスといえばもっと白っぽい身肉を思い浮かべますが、きれいなオレンジ色の身は、種類が違うわけではありません。

魚の養殖の問題点は、大きく三点があげられます。エサについて、魚に与える薬剤について、養殖場を囲う網に塗られる薬剤についてです。

養殖魚に与えられているエサは、ほとんど錠剤《ペレット》状ですが、それには豚や鶏を処理したあとの不可食部分のミンチや粉末、穀物やぬかなどが組み込まれているそうです。本来、その魚が食べてはいない種類のエサが、コストダウンと脂をたくさんつけるために使われているのです。また、ニジマスやアトランティックサーモンを本来の身色とは違って朱色を強くするために、各種の着色料が、エサにまぜてあります。しかも、日本向けの輸出製品には、消費者受けがいいからという理由で、他の種類でも、特に着色料を多く与えて、朱色を濃くしてあるそうです。

次に、薬剤についてです。一時期に比べれば、使える量も種類も規制されて減っています。

出荷前にはエサも薬も与えない期間をもうけて、いわゆる「薬抜き」をするから大丈夫だともいいます。しかし、養殖はせまい水域でたくさんの魚を育てるものですから、病気や寄生虫の発生に備えて、薬剤を使わないわけにはいきませんし、海外では規制が異なる点も考えなければいけません。

塩鮭の加工と添加物

塩鮭に加工する際の添加物の使用は、あまり知られていない事実です。しかも、その表示を目にすることはありません。

網の塗布薬は、網にすぐ藻類や貝類などが付着してしまい、寄生虫の温床になるため、それを防止するのに必要なのだそうです。1987年までは有機スズ系の塗料が使われていましたが、海を汚染するとして、以降は別な種類の薬剤に切り替わっています。しかし、替わりの薬剤も無害なものではないのです。

さらには、家畜の排泄物は日々清掃しますが、魚の養殖では、多くをそのまま海の浄化に任せています。しかし、量が多いので、海の底には排泄物やエサの残りがたまり、ヘドロとなって積もります。ここも、病原菌や有害生物の温床になりますから、ヘドロに投薬が行なわれま

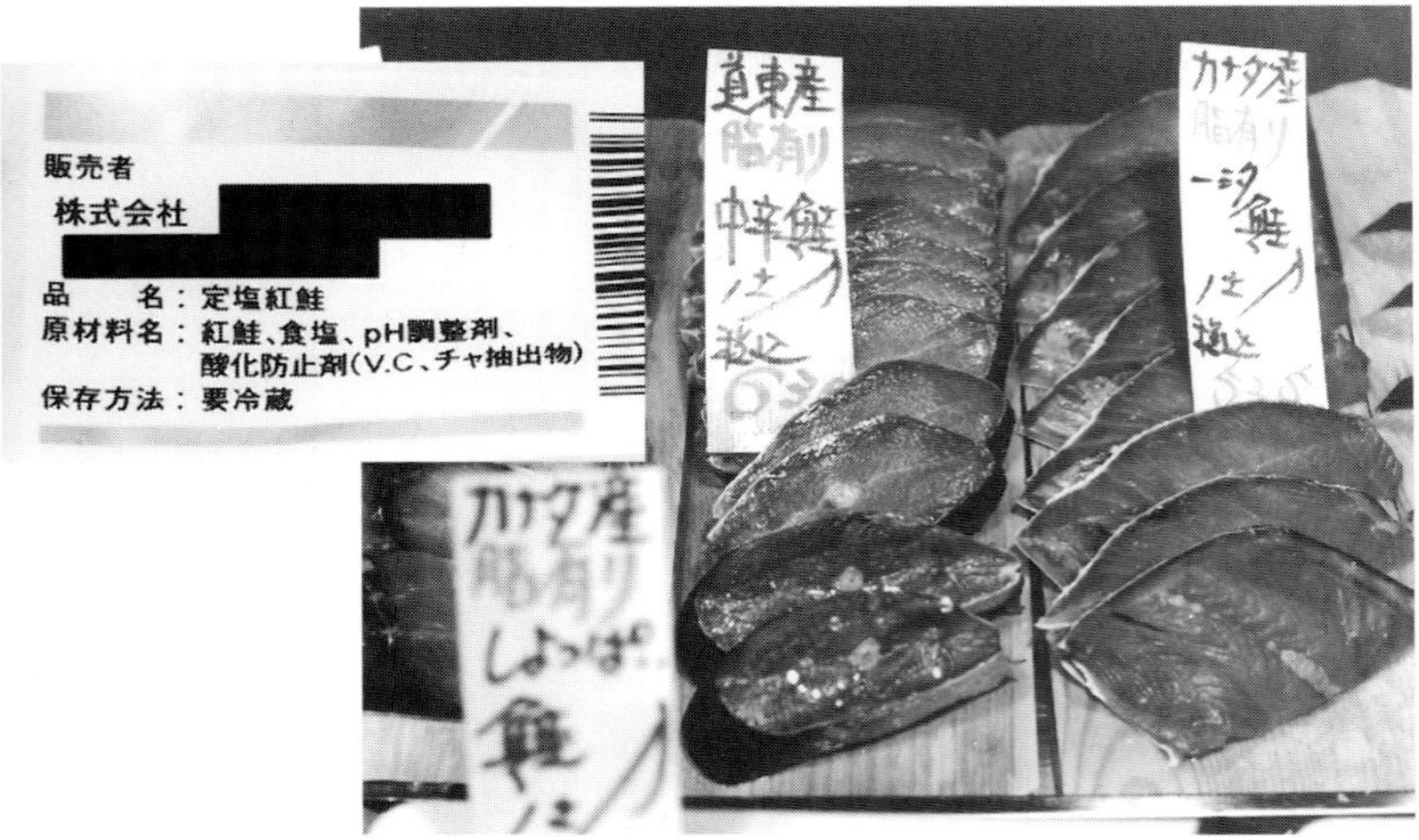

塩鮭の定塩液漬けの表示

す。

魚自体の薬の残留は、基準値以下で出荷されているとしても、いままで挙げた薬剤は、自然に分解されにくいものもあるため、養殖場の周辺の海の環境は、少しずつ汚染されていくのです。定期的に海底をさらっている業者もあるようですが、「長い期間、環境とうまく折り合いをつけてやっていく」には、まだ課題が山積しています。

近年、店頭に並んでいる塩鮭の多くが、昔とは作り方が違う「定塩液漬け」という技術で漬けられていることは、あまり知られていません。

塩と添加物を溶かした調味液に漬けて塩鮭にしますから、色つやよく身に張りがあって、見た目でよく買われています。身の色の劣る鮭には、着色されることもあります。

昔ながらの塩鮭は、加工場でも家庭でも、山漬けという方法で作られてきました。これは、塩をした鮭を積み上げて、魚の重みで水分を抜きながら熟成させるものです。かつての一般家庭の味が、今では求めるのが難しくなってしまいました。それに、残念なことに店頭では、定塩液漬けか山漬けかの表示はほとんどありません。まじめに山漬けを復原した商品もありますが、逆に山漬けをグルメ高級品であるかのようにアピールする商品もあります。

商品の表示についても気になる点があります。まず、養殖か天然かについては、表示義務がないため、表示はまちまちです。スーパーによっては、原産地の表示を誤っている例も見かけました。加工食品のサケフレークや鮭茶漬け、鮭昆布巻、鮭おにぎりなどにいたっては、これも表示義務がないとはいえ、原産地どころか鮭の種類や品質の程度も明記されていないものがほとんどです。メーカーや流通業者に、ぜひ改善を求めたいものです。

天然鮭の漁獲と流通

鮭の産地、北海道では、天然ものが輸出され、あちこちの外国産の鮭が店頭に並んでいました。

「本日特価！　チリ産トラウトサーモン」、「ノルウェー産アトランティックサーモン生切り身」、「イクラ・ロシア産」、これらが魚売場にずらりと並んでいたのは、ある北海道のスーパーです。取材に向かったのが秋鮭の漁期の直前、8月中旬ということもあって、鮭の本場というイメージからはかけ離れた品ぞろえです。

特にトラウトサーモンは脂ののりの良さが好まれ、ねだんの安さもあってよく売れるので、店長の「地産重視」の方針に反して、欠かせない商品になっています。来店する消費者のニーズにこたえて品ぞろえをすると、北海道で獲れた鮭ばかりを並べるわけにはいかないと、担当者は嘆いていました。消費者からは、輸入物より国産をとか、天然ものをもっと置いてほしいといった声はあまりないそうです。

むしろ、養殖ものの方が身のしまり具合や色などの品質も、ねだんも安定していてスーパーとしては扱いやすいというメリットがあります。

この現象には、北海道という土地がら、鮭はなじみのある食材であるはずが、近年は丸ごと一本の鮭をおろせない人が多くなったことも背景にあると、指摘する人もいます。そうなると使いやすい切り身を買うようになり、切り身を見た目の良さやねだんで選ぶと、輸入ものが選ばれてしまうという流れができるのです。

ところが、北海道で獲れる鮭の約二割は、中国などの外国向けに輸出されていて、これからも輸出は増える見込みだと予測されています。しかも、その中から、「骨抜き切身」に加工されて、再び戻ってくるものがあると聞きます。たくさん獲れたときの値崩れを防ぐための輸出だといいますが、食品の地産地消が叫ばれているなか、道内で輸入物の鮭がはばをきかせているのを見るにつけ、どうしたっておかしなことだと思います。

北海道・標津町の食品衛生管理システム

増殖を進め、鮭を守り、増やしている人がいました。天然で豊富に漁獲できる鮭もいました。それでも、鮭は、消費者が地元の食品にもっと目を向ける気になれば、手に入る数少ない天然の資源です。北海道では、その資源を守るために、鮭の稚魚を孵化・放流する事業を、100年以上続けています。このやり方を養殖とは分けて、増殖と呼びますが、道内有数の生産量を誇るのが、標津《しべつ》町です。いまでは、年間約600万尾を水揚げしています。

鮭の育つ環境をよくするために地域をあげて努力している結果です。また、標津町は独自の基準による地域HACCP(食品衛生管理システム)をまとめて、鮭の「安全・安心・高品質」をアピールしています。

一方、北海道には毎年たくさんの漁獲があるカラフトマスという魚がいます。根室市での水揚げがもっとも多い、サケ科サケ属の魚で、英名はピンクサーモンです。

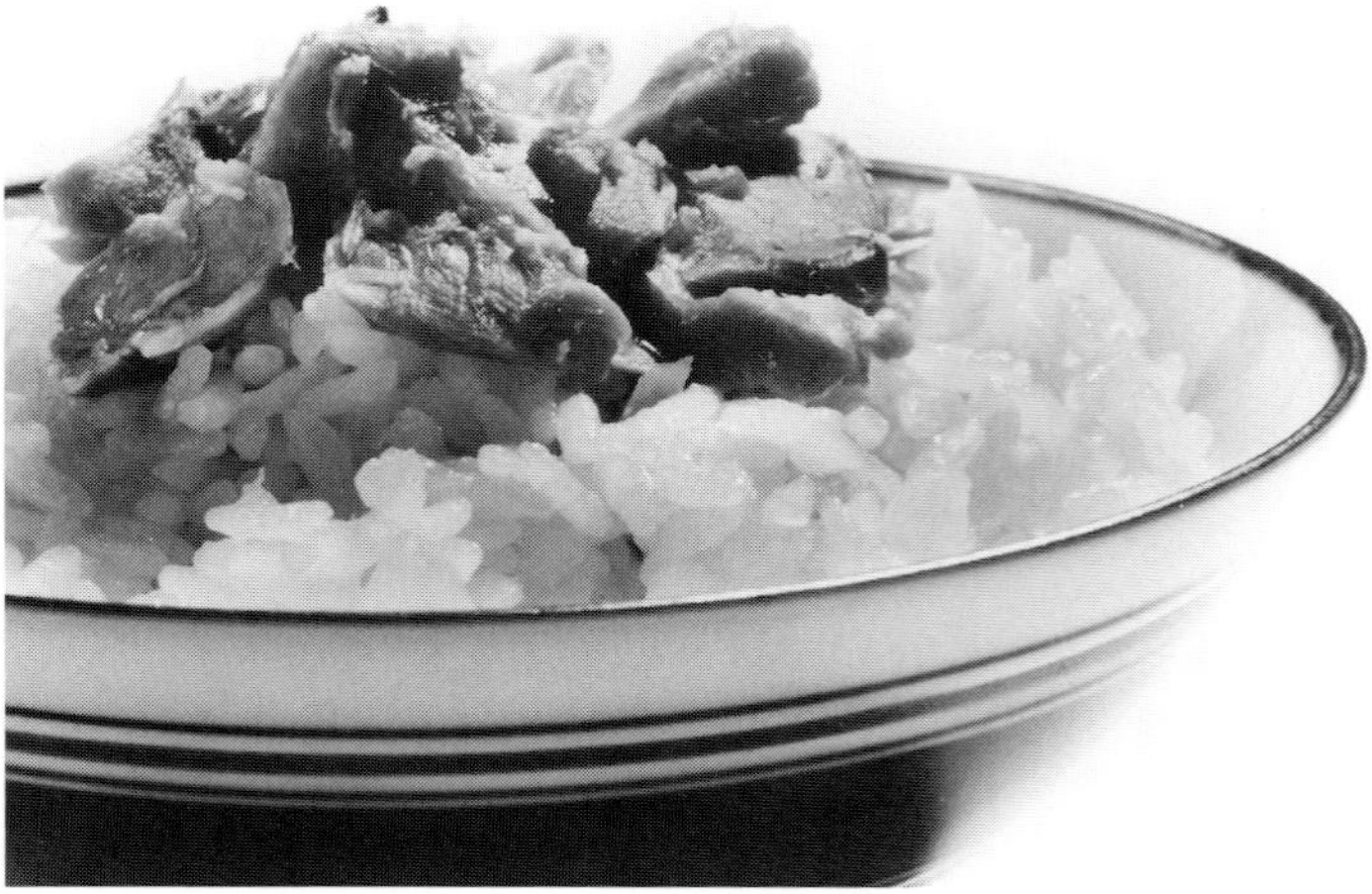

炊き立てのごはんに焼いた塩鮭は、朝食の定番。南千島海でとれた鮭を使った

昭和40年ころまでは、夏場になると、全国に「根室ヤマホン」印の春獲れ塩マスが出回っていましたが、あれが、カラフトマスなのです。身は肉の繊維が細かく、春には脂も良くのって、フライにしても昔ふうの塩マスにしても、とてもおいしいといわれています。

先に、天然ものだけを求めるのには無理があると書きましたが、カラフトマスでは、それができます。あらためて日本の資源を見直すことで、養殖や輸入に頼りすぎない道があるのかもしれません。

まとめ

養殖魚には、いかに店頭で消費者に受けるか、つまり見た目のきれいさやねだんの安さを出すための技術が追求され、そこにはさまざまな無理が生じています。

水産庁は増殖を栽培漁業と呼んで、今後の課題としていますが、海への環境負荷を考えれば、現実的な選択です。四方を囲む海を使って養殖を続けるということに、私たちはもっと目を向ける必要があるのです。【S】

（「暮しの手帖」Ⅳ世紀12号―二〇〇四年）

第十一章
総菜とおせち

ご飯のおかずのお総菜や、
正月のおせち料理で市販のものを使う家庭は、
いまやあたりまえになっています。
スーパーやデパート、
コンビニエンス・ストアなどの総菜が、よく売れています。
夫婦共働きの家庭が増えたことや、
高齢者の利用が増えていることなどから、
いまの総菜市場は、企業どうしの
たいへんな競争が繰り広げられている分野になっているのです。
また、近ごろはおせち料理も、
買い求めるのがあたりまえになってきました。
市販品の材料と作られ方は、とても気になります。

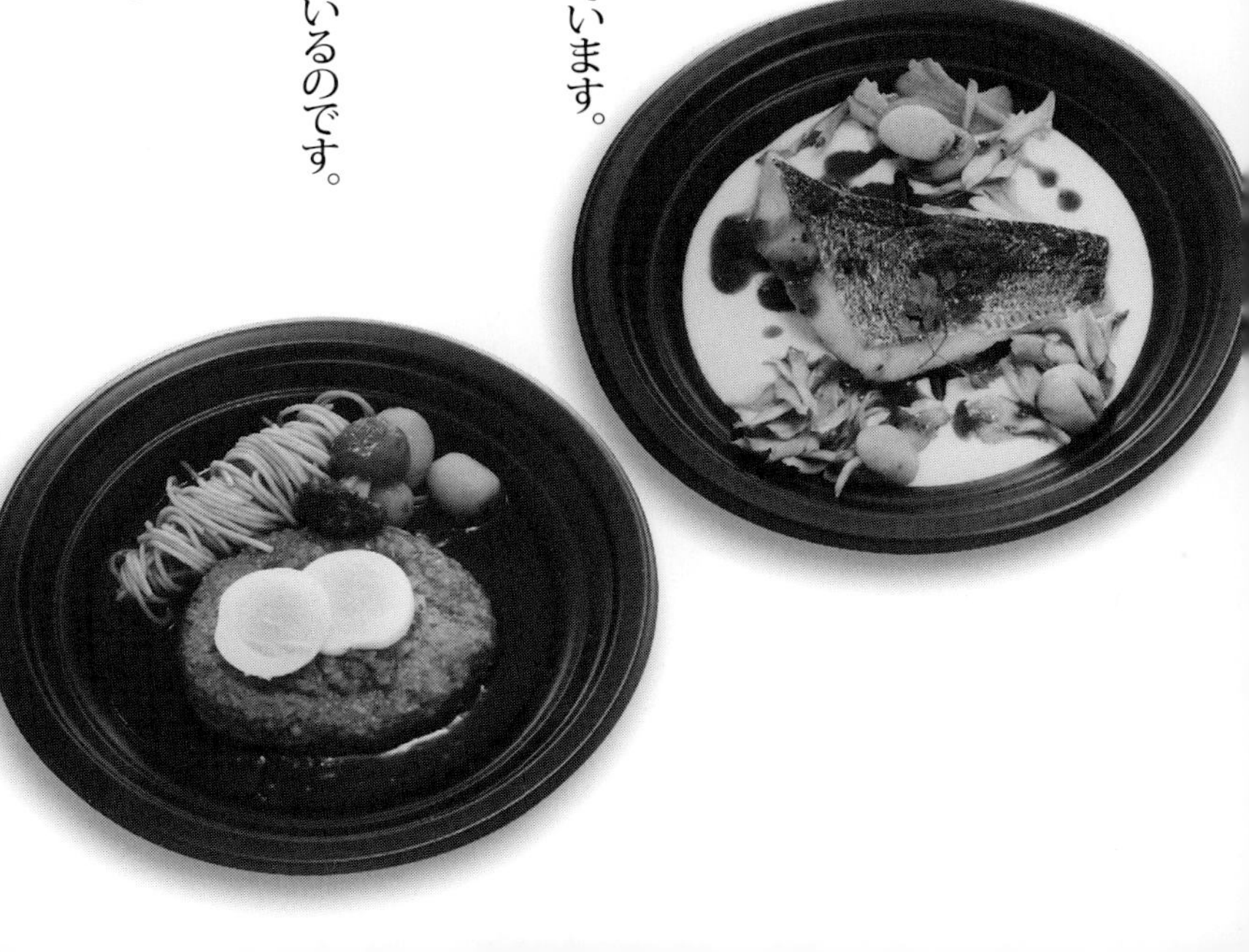

店頭に並ぶ総菜とは？

最近は、店で売られる総菜の種類が増え、煮物などの和風のものから、洋風、無国籍料理まで、よりどりみどりです。晩のおかずにもう一品ほしいとか、仕事で忙しくて料理をする時間がとれないときなど、とても便利なものです。そもそも総菜は、家庭で作られている料理の延長です。ですから当然、家庭料理とあまり変わらないものだろうと、思いがちです。ところが、総菜のパックに貼られている食品表示を見ると、どうやら、そうではなさそうです。

まず、表示の見にくさが気になりました。何ヵ所ものスーパーで買った総菜パックの表示は、半分以上が、底面にシールが貼られていました。上から見ただけではわかりませんし、裏返して底面を見ようとすると汁がたれるものや、中身が崩れて売場の係員に注意されることもあります。とても、表示を確かめてもらおうという姿勢とは思えません。

肝心の表示の内容は、使われている材料の主なものと、調味料、食品添加物類、そしてアレルギー成分の注意などが並んでいます。種類にもよりますが、あいかわらずの添加物の多さには辟易です。材料の原産地表示もありません。これでは、食の安全に気をつけた買い物をしていても、チェックできません。

さらには、ハムやかまぼこなども原料に使われますから、そうするとたいていの場合、添加

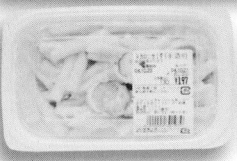

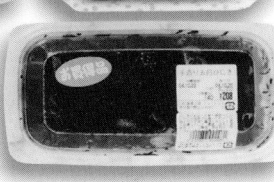

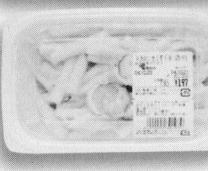

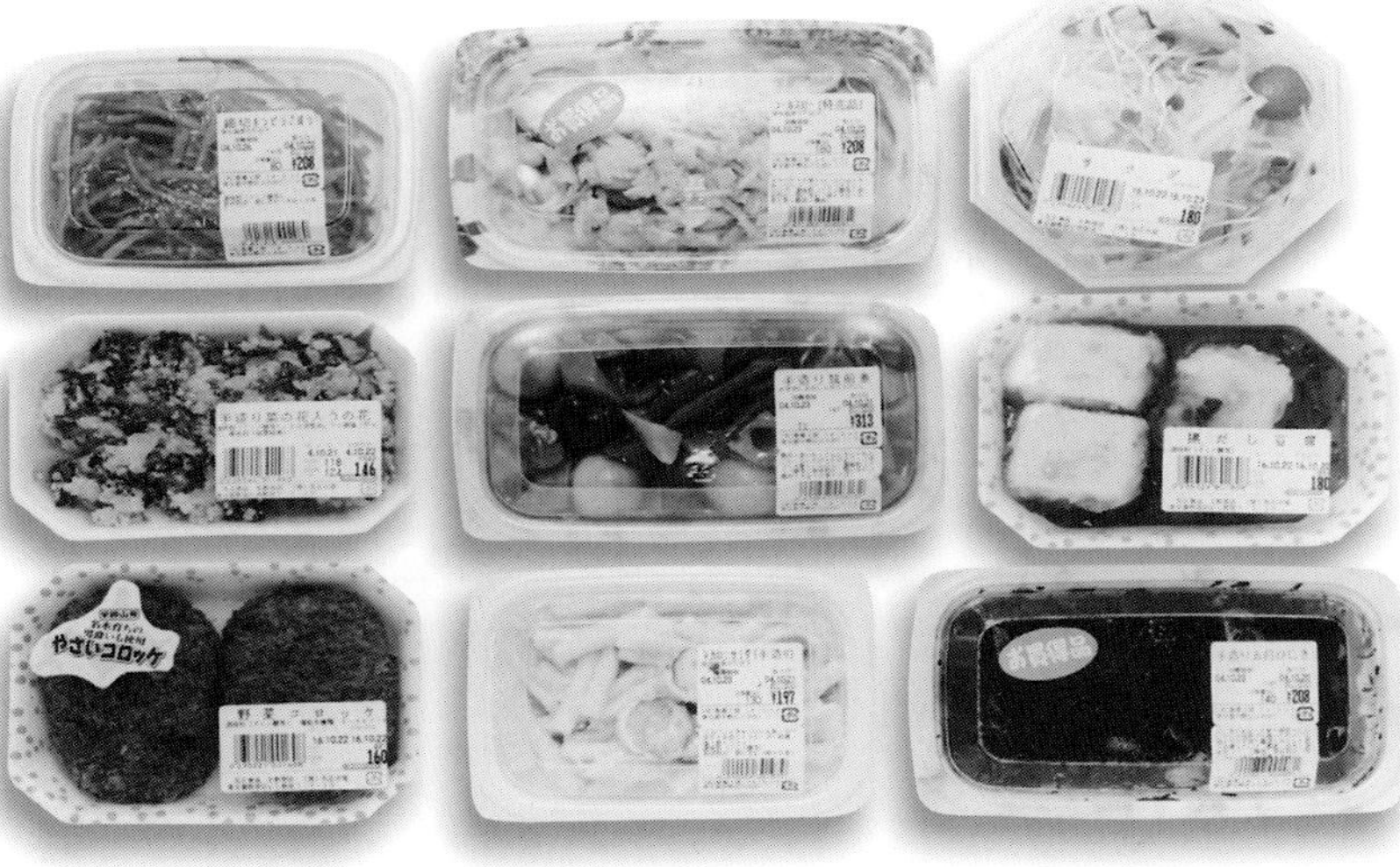

物入りの材料に、さらに添加物を加えた総菜が作られることにもなるのです。

　また、総菜を作っている食品製造会社の名前が記されているものが多く、外の食品工場で作られて運ばれてきたものだということがわかります。このことは、デパートの地下の総菜売り場でショーケースに入って売られている総菜についても、有名ホテルの名前を冠した総菜についても、だいたい同じことです。

　ところで総菜メーカーには、日々新しく開発された添加物の売り込みが行なわれています。売り文句は、「これを使えば、日持ちが良くなります。見た目が良くなります。より安くできます」だとか。なるほど、より長持ちすれば、商品の変質・変化によるクレームもなくなりますし、見た目が良ければ販売に有利、安く作れればさらに利益もあがる、というものです。「表示はしなくてもいいですよ」という「魅力的」なキャッチ・フレーズもあるとか。

ある食品関係者は、添加物を使えば、質の悪い材料を使っても、そこそこのものができるので、際限なくコストダウンが進む怖さがあると言います。でも考えてみれば、総菜の原点は、家庭料理のはずです。材料はふつうの家庭で買っているくらいのものを使い、調味料は台所にないものは、できるだけ使わないでほしいと思います。

サラダと添加物

人気商品の生野菜サラダを製造するときに使われる添加物は、どこにも表示はありません。総菜売り場の人気商品のひとつに、生野菜サラダがあります。1、2人分ずつ、何種類かの野菜やフルーツがちょうどいい分量にパックされていて、「健康のために野菜をとりたい」という消費者のニーズにうまく応えた商品になっています。

当然、中身はカット野菜がほとんどですから、パックの表示は野菜名があるだけです。添付のドレッシングを除けば、食品添加物など、使われていないということでしょうか。

ところで、ためしに自分で野菜を買ってきて、市販の野菜サラダそっくりに切り、パックに入れて冷蔵庫に半日置いてみてください。

　すると、切り口から、うす茶色に変色がはじまり、見た目もくたっとしおれます。切り口から出る水分が下にたまって、あまりおいしくなさそうです。あなたの庖丁の腕が悪いのではなく、だれが作っても、結果は似たようなものです。

　では、市販品はなぜ、新鮮でぱりっとしたままなのでしょうか。そこにはやはり、そのための加工方法が関わっていたのです。その一例を見てみます。

　生野菜サラダは、総菜工場で加工する際に、数回、次亜塩素酸ナトリウムなどの希釈液につけられます。次亜塩素酸ナトリウムは、台所で使う漂白剤の成分で、これらを使うことで、野菜の黒ずみを漂白し、緑を鮮やかに発色させ、除菌まで行なうことができるのです。

　でも、サラダのパックのどこを見ても、そんなことは書かれていません。これは、サラダに限らず、加工食品全般について、作るときに、「キャリーオーバー」や「加工助剤」にあたる添加物は、表示しなくてもいいという免除規定があるためです。

　簡単に説明すると、「加工食品を作る際に、原材料に加えたり、加工するために使われ、できあがった製品には、わずかしか含まれない」添加物は、表示しなくてもいい、というルールです。表示してはならないという、禁止規定ではありませんから、遠慮せずにメーカーは表示してもいいのですが、じっさいに表示されることはありません。

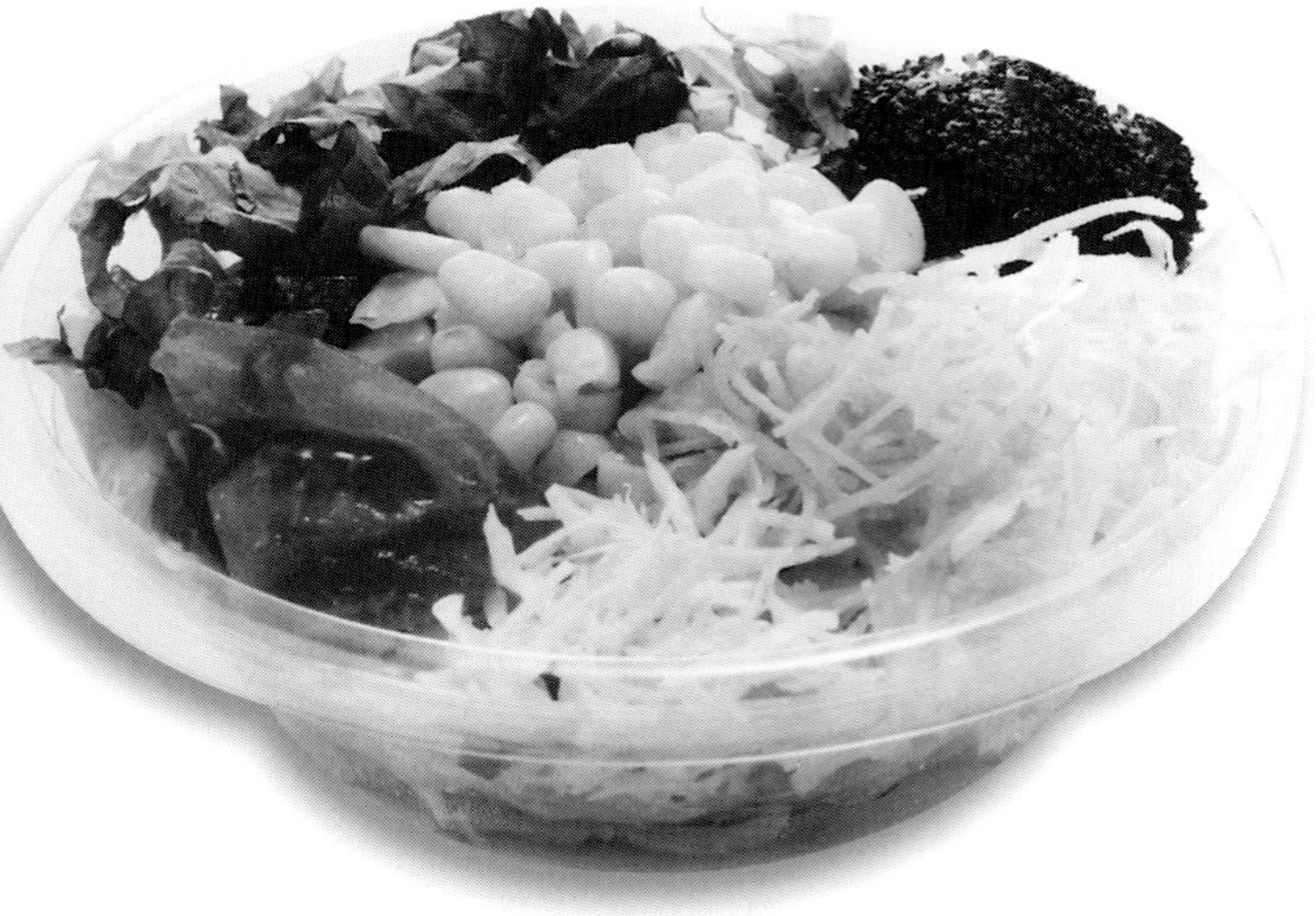

「無添加」をうたう食品も、表示ルール上で無添加なのか、本当に加工の段階から無添加なのか、疑ってみる必要があるのです。

ついでながら、海外で、衛生管理が不十分な土地へ行く場合には生野菜には注意を要します。

じつは、パックで売られているご飯も、炊くときに、おいしく日持ちがよくなるような添加物が加えられているものが多いですし、当然、そのご飯は、同じ売り場のどんぶりものや寿司にも使われています。

野菜サラダの例のように、売られている総菜について、わたしたちはふだん料理をしている感覚から、なぜ、そんな商品ができるのかと、考えてみることが必要です。ご飯は、冷めて時間がたてば固くなってくっついたり、表面が乾きます。いつまでもぱりっとしたてんぷらや揚げ物なども、考えれば不思議な商品です。

垂直分類法で食品添加物を考える

では、さまざまな食品添加物についてどのように考えればいいのでしょうか。歴史的な視点からとらえる「垂直分類法」を用いれば、考えがすっきり整理できます。

よく、業界からは、塩もにがりも食品添加物ではないか、添加物を使わない食品作りなど、ありえないではないか、といった反論があります。また、読者の方からも、添加物はすべて悪いのかといった質問がきます。

本書の監修者の磯部晶策氏は、「食品添加物の垂直分類法」というとらえ方で、添加物を分類することを1960年代から提唱し、海外でも引用されています。この分類法を使えば、さらに詳しく検討することができます。垂直とは、歴史的時間軸に沿って、という意味で、人間がそれら添加物を利用してきた時間と経験の多さによって、145ページの表のように、1群から3群までに分けて考えるものです。

1群と2群については、人間の長い歴史の中で、その品質や特徴も知ることができ、多世代にわたって安全な使用法もわかるようになっていると考えられるものです。これに対して3群は、主に近代になって食品を工業的に製造する必要上から開発された、新しい添加物です。「台所にない」、聞きなれない化学物質名のものがほとんどです。

食品を大量に生産し、流通するために、保存性を高め、色や見た目をよく保つ便利な添加物が必要とされたのです。また、価格競争をするためには、増量剤や本来とは違った製法で作られる格安の調味料、質のよくない材料を使ってもおいしく感じるような調味料や香料が、とても役に立つというわけです。

国が認可しているから安全だ、という考え方も、問題が指摘されて認可を取り消された添加物があることを考えれば、鵜呑みにはできません。厳密に行なわれているという安全性の確認も、ラットレベルの実験で、医薬品のように人体への臨床試験を経ているわけではないのです。

仮にまったく安全なものであったにせよ、それらを使うことで、量や見た目がごまかされた食品を作ってほしいとは思いませんし、使わないで作るための技術の向上をこそ、してほしいのです。

まっとうなおせち料理を食べたいと思ったら

スーパーや百貨店で売られているさまざまなおせち料理は、自店でなく社外の総菜メーカー

食品添加物の垂直分類法

第1群 （塩、砂糖など）	有史以前からのとても古い歴史を持ち、人体の生理上も必要な添加物
第2群 （重曹、にがり、 ワイン醸造の際の亜硫酸など）	何百年、何千年の歴史を持ち、必要性と使用法に自然に精通してきた添加物
第3群 （保存料や乳化剤、酸化防止剤など）	主に近代食品工業が、製造と流通上の必要性から開発した新しい添加物

1977年発行『食品を見わける』（岩波新書）より

が作っているものが多いのです。それは、なぜでしょうか。

例年、10月の下旬から、おせち商戦がスタートします。デパートでは、高級なおせち料理セットの予約受付がはじまり、何十万円もする最上級のセットが発売直後に完売したといったニュースが報じられます。近年は、コンビニエンス・ストアでも、おせちの予約を扱っています。

きれいなカタログを開くと、5万円から10万円、なかには20万円もするおせち料理が、テレビや雑誌で見覚えのある、高級な料亭やレストランの名前といっしょにずらりと並んでいます。

有名店の味を、家庭で食べられるのなら、ブランド料としては高くないのかもしれません。それに、家庭ですべてを手作りして、丁寧におせち料理からお雑煮まで仕込むには、たいへんな手間と時間がかかります。

ところが、市販のおせちには、じっさいには、総菜メーカーや高級食材メーカーにおせちの個別の品を外注して、それを集めて詰め合わせているものも、多いのです。

ふつうの料理屋の厨房で作ることのできるおせち料理は、数に限りがあります。数百、それ以上の注文を受けている店では、外注を使わなければ、とても量はこなせないのです。

そうなると、おせち料理セットも、先に述べた総菜と同じ作られ方をしているものが多い、ということになります。さらに、おせちは総菜よりも日持ちに気を使わなければなりませんから、保存料を使うのはもちろんのこと、詰める作業をしている多くの工場では、仕上げにアルコールをスプレーする念の入れようです。

アルコールスプレーされた料理は、味も変わり、匂いも薄れてしまいますから、あらかじめそれを見込んだ味付けと香り付けを、これまた添加物でしておくということになるでしょう。

過酸化水素で漂白済みの少し苦味が残る数の子、黒光りするように着色してある黒豆、いつまでも適度な柔らかさを失わない肉や魚、また、全国のおせちでいつもより大量の需要があるエビは、どこでどのように養殖されたものが使われているのでしょうか。とても色鮮やかな料理も、気になります。

一年の計は元旦にあり、とよく言われます。じっさい、その元旦に、既製のおせち料理が、まさに現在の日本の食生活の象徴となってしまっているのです。

では、まっとうなおせち料理を食べたいと思ったら、家で作るよりしようがないのでしょうか。そうではありません。じっさいに、添加物を使わずに総菜を作り、おせち料理も出してい

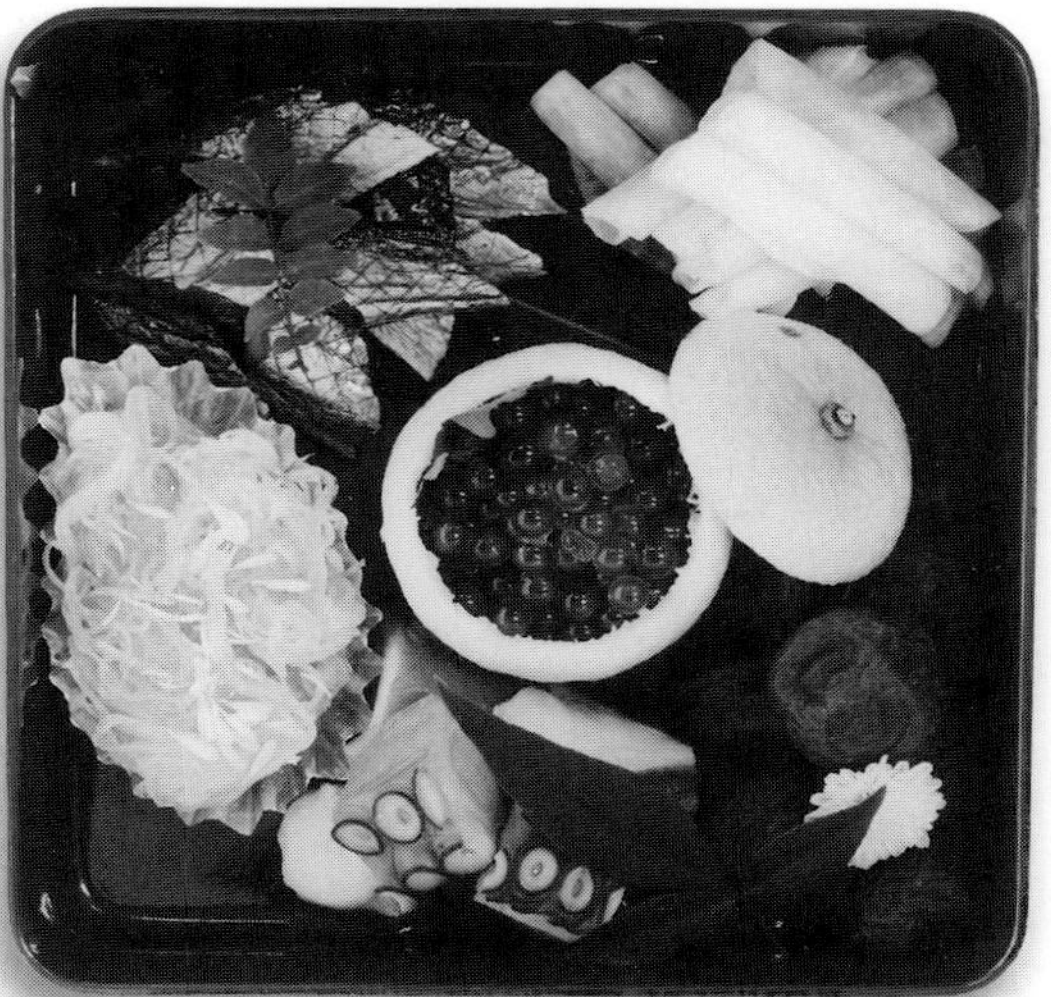

る食品メーカーが福島県にあります。

それは、決して無理なことなのではなく、消費者の要望と応援、メーカーの研究と努力があれば、日本のどこででも、実現できるのです。

食品添加物をいっさい使わないおせちと総菜

食品添加物に頼らずに総菜やおせちを作り続ける福島県のメーカーをたずねました。

上のおせちの写真は、会津若松市にある「食味館みやした」のものです。もちろん、添加物はいっさい加えず、キャリーオーバーや加工助剤も、使っていません。素材も、調味料も、しっかりしたものを選び、ていねいに、手間をかけて作られています。総菜も、作る工程でばい菌を減らす研究を進めて、医療用の機械で加圧

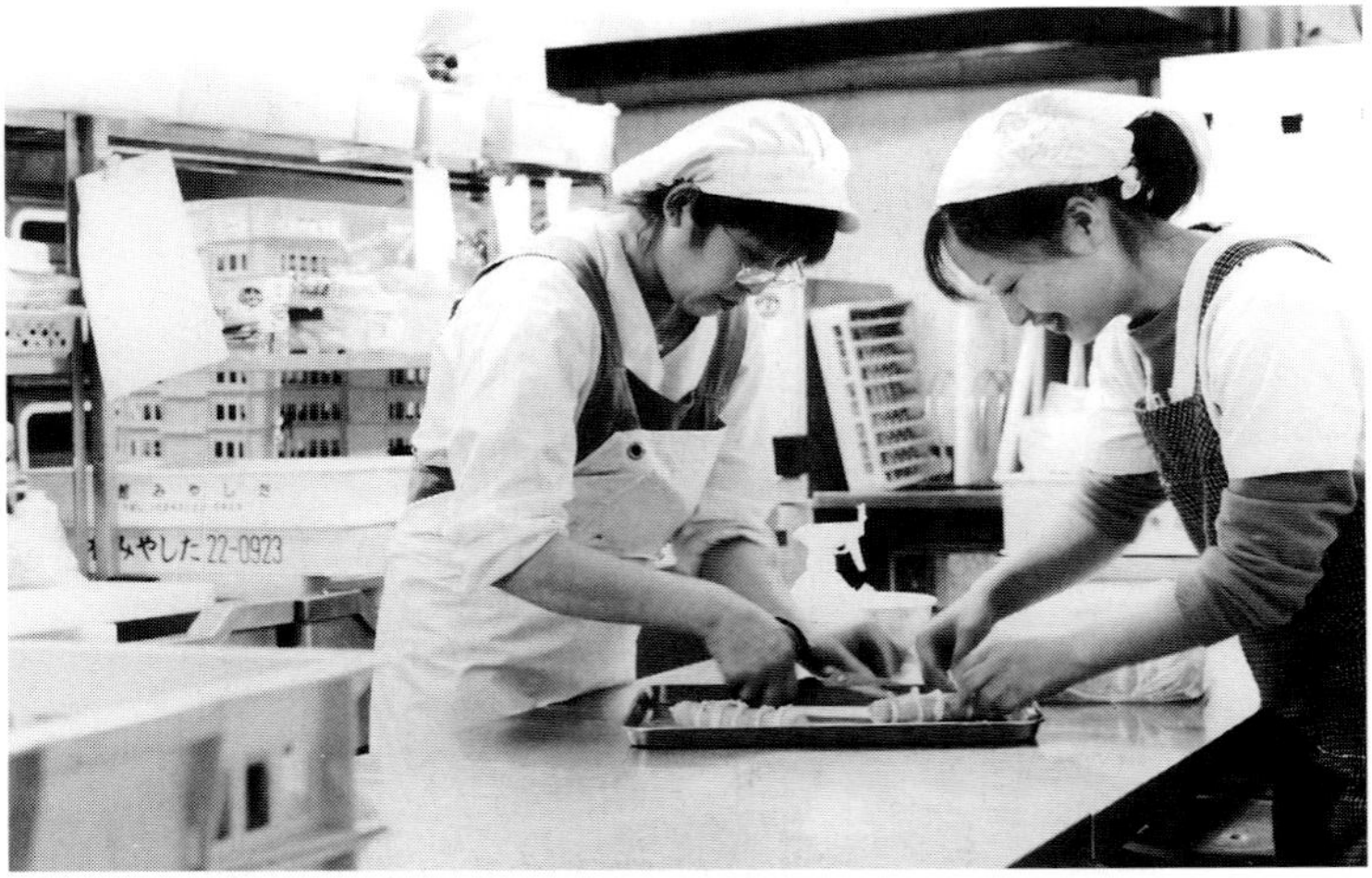

食味館みやしたの厨房風景

と加熱をするなど、さまざまな工夫をしています。

４人前の四段重で、値段は2～3万円ていど、お重ではなくパックに入れて届け、家のお重に詰めてもらいます。それも、料理のそれぞれが必ず４人に行き渡る分量を考えてあるので、四段重では入りきらず、残りは補充する分として渡すのだといいます。デパートのおせちのような有名食材は入っていないかもしれませんが、北海道のいい天然鮭の魚卵を、吟味したしょう油に漬け込んだイクラや、たっぷり時間をかけて戻した特注品の身欠きにしんの山椒漬けなど、それだけでご馳走です。また、セットではなく、単品で売っていることも、特徴です。

これだけのおせちセットが、2～3万円で提供できるのは、たゆまぬ研究があればこそですが、他のメーカーが真似できないことではないでしょう。

ためしに、「食味館みやした」で、10万円のおせちの注文がきたらどうするかと聞いてみると、どんな食材を使えばそんな高い値段のおせちが作れるのか、うちでは見当もつかないということでした。

まとめ

総菜の品目は、家庭料理から外食店のメニューにあるものまで、とてもたくさんのものが作られています。ということは、メーカーはじつに多くの種類の食材や調味料を扱っていることになります。

メーカーが総菜の品質を高めるために研究をし、よい業者を選び、あるいは業者といっしょに研鑽を続けることで、食品産業の情報の集約センターとなり、食品産業自体をよくしていく可能性があるのです。【S】

（「暮しの手帖」Ⅳ世紀13号－二〇〇四年）

Q　百貨店の地下で売られている、値段が高い総菜も、スーパーやコンビニエンス・ストアのものと同じように作られているのか

A　これは、すべての百貨店のすべての総菜店についてそうだとはいえませんが、多くは同じように作られていると考えられます。

もちろん、高価な総菜にはそれなりの食材が使われているのでしょうし、高級総菜コーナーを出している本店で作っているところもあるかもしれません。しかし、それは、あってもわずかです。

多くの総菜は、それを下請けする食品工場があって、そこで作られています。スーパーの総菜も、コンビニの弁当も、百貨店地下の総菜も、基本的な製造工程は同じです。強めの味付けをするための添加物や、何日か持つぐらいの保存料がしっかりと使われることが多くなります。

第十二章
ウスターソース

とんかつやコロッケに、
ウスターソースは日本人にとって、
当たり前の調味料になっています。
その原点はどんなもので、
どのような由来があるのでしょうか。
ソース"ｓａｕｃｅ"という英単語には、
「面白味を加える」といった意味があるそうです。
調べてみると、
ウスターソースには、日本と関わりの深い、
面白い歴史があることがわかりました。
さいきん出回っている
ウスターソースの原材料には、
少し気がかりな点が見つかりました。

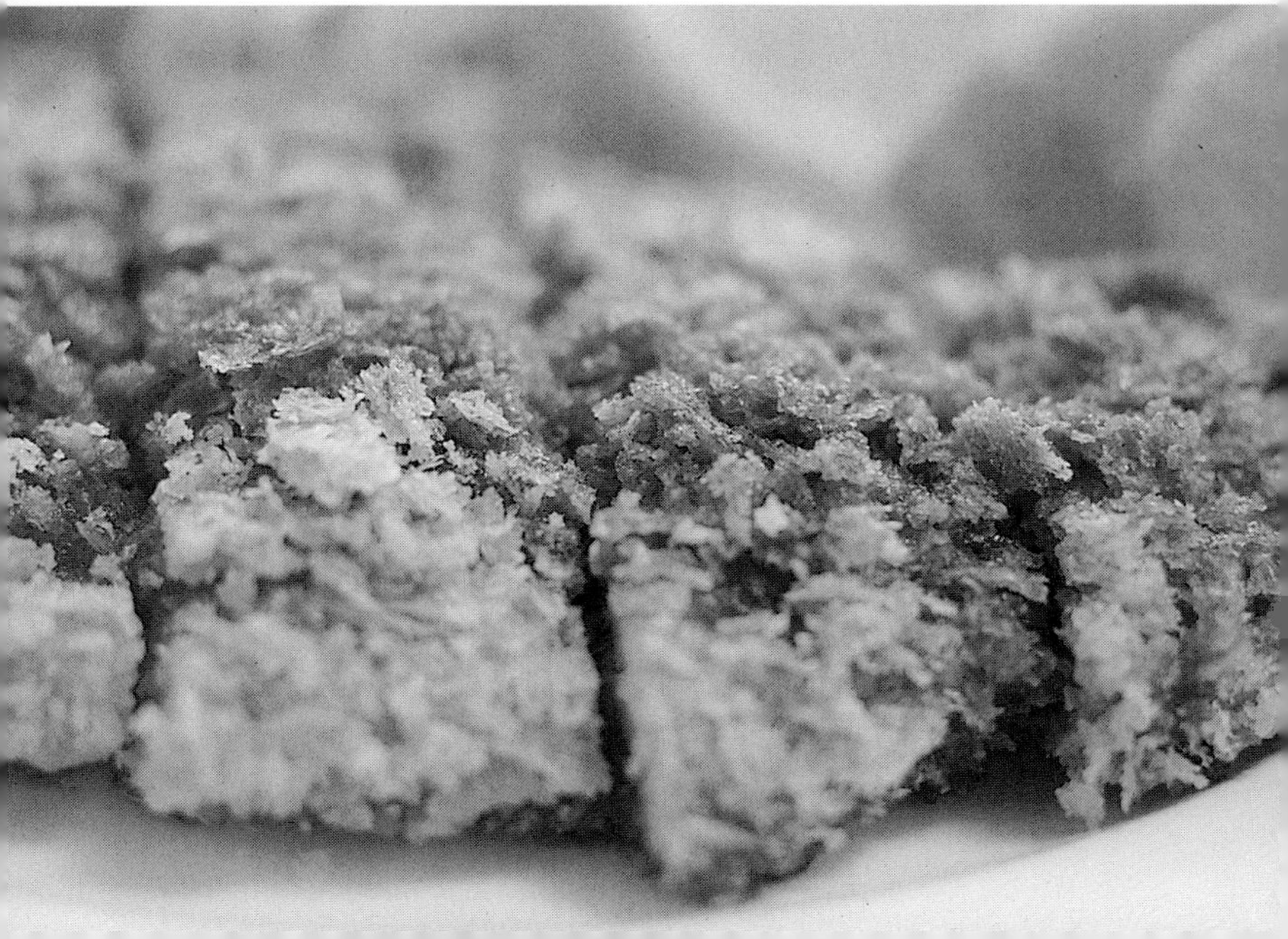

フランス印象派とウスターソースの共通点

すっかり食卓ではおなじみになっているウスターソースですが、どこの国のものか、なぜウスターソースと呼ぶのかなどは、知らずに使っている人が多いようです。ウスターソースの原点から、探ってみましょう。

ルノワール、ゴッホ、ロートレック、そして、ウスターソース。これらには、興味深い共通点がありました。

ウスターソースは、イギリス、ウースター地方で生まれたものです。作られるようになったのは19世紀後半からと、歴史は新しいのですが、その誕生物語は諸説あって、よくわかっていません。有名な説は、「ある家庭の主婦が野菜くずに香辛料を加えてつぼに入れておいたら、偶然できた」というものと、「植民地のインドから現地のソースの作り方を持ち帰ってまねようとしたら、失敗した樽の中で偶然できた」のふたつ。しかし、「偶然できた」というのは、事物の起源話によくあるパターンですし、もっともらしさに欠ける感じがあります。

本書の監修者の磯部晶策氏は、イギリス現地のソースメーカーの経営者や郷土史家との交流から、独自の説を導き出しました。それは、ウスターソースは、当時、ヨーロッパで人気のあったしょう油をまねて作られたものではないか、という推理です。

じつは、17世紀後半から、しょう油は長崎の出島からバタビア（現在のインドネシア・ジャカルタ）経由で、インドやヨーロッパへと輸出されていて、料理の味を高める隠し調味料として珍重されていました。江戸時代を通じて、しょう油はオランダ貿易の重要な商品のひとつとなり、輸出用の波佐見焼コンプラ瓶（154頁写真）は、最盛期には年間40万本も作られていたほどでした。

フランスではルイ十四世の食卓にものぼり、ディドロ編纂『百科全書』には、料理の風味を引き立たせ、深い味わいを与えるとして、手ばなしで賞賛されています。ヨーロッパのグルメには、よく知られた貴重な調味料だったのです。

当然、自国で同じものを作ろうと考えた人はいたようですが、当時はしょう油の主な原材料である大豆がヨーロッパでは栽培されていませんし、製造に麹を用いる発想がないため、うまくいきません。ドイツでは、そら豆を使ってしょう油を作ろうと試行錯誤した記録が残っています。

イギリスのウスターソースメーカーの古いレシピの中には、原材料にしょう油を加えるものもあるそうです。ウスターソースが作られるようになったのが、江戸時代の後期に当たることなどからも、しょう油をまねて作る過程で生まれたものではないか、という推測ができるのです。

しょう油の輸出に使われた
コンプラ瓶の実物。
写真提供・しょうゆ情報センター

つまり、ウスターソースは里帰り食品です。その数奇な来歴は、ちょうど浮世絵が西洋の画家に影響を与えてジャポニスムを起こし、ルノワールやゴッホ、ロートレックなどの作品として来日し、日本で広く受け入れられたように、不思議な共通点があります。ウスターソースは、調味料のジャポニスム食品なのです。

ウスターソース普及の過程で

では、日本ではどのようにしてウスターソースが広まったのでしょうか。その過程で、味もずいぶん変わっています。

日本でウスターソースが知られるようになったのは、明治維新後、海外との貿易が広がってから。上流階級が西洋料理を口にするようになってからのことですが、日本人のウスターソースに対する第一印象は「(香辛料が)辛い」というものでした。

現在、イギリスから輸入されているリーアンドペリン社のウスターソースを味見してみると、確かに、酢もきつく、香辛料もぴりぴりとして、私たちが知っている日本製のソースとはかなり違ったものです。

しかし、はやくも明治時代後半には、洋食の普及に目をつけたイカリソースやブルドックソース、カゴメといった現在の大手メーカーが、ウスターソースを作って販売をはじめています。当時は、カツレツにたっぷりとソースをかけて、肉とコロモを別々に食べるスタイルが好まれていたようです。その食べ方は、本来のウスターソースには向きませんが、どうやら、しょう油と同じように、たくさんかけて使うものと混同されて広まったようなのです。

そこで、日本のメーカーは野菜や砂糖を多く加えるなど工夫をして、当時の日本人の食べ方に合った、甘みがあって口当たりがマイルドなソースへと味を変えていったと考えられます。

その後、日本では中濃ソースや濃厚ソース(とんかつソース)が、ウスターソースから派生して商品化されています。JAS規格では、ウスター、中濃、濃厚の三種を粘度の違いで区分し、すべてを「ウスターソース類」として、くくっています。

日本と英国、ウスターソースの使い方

英国と日本のウスターソース。使われ方の違いは、ビンの注ぎ口を見ると、よくわかります。

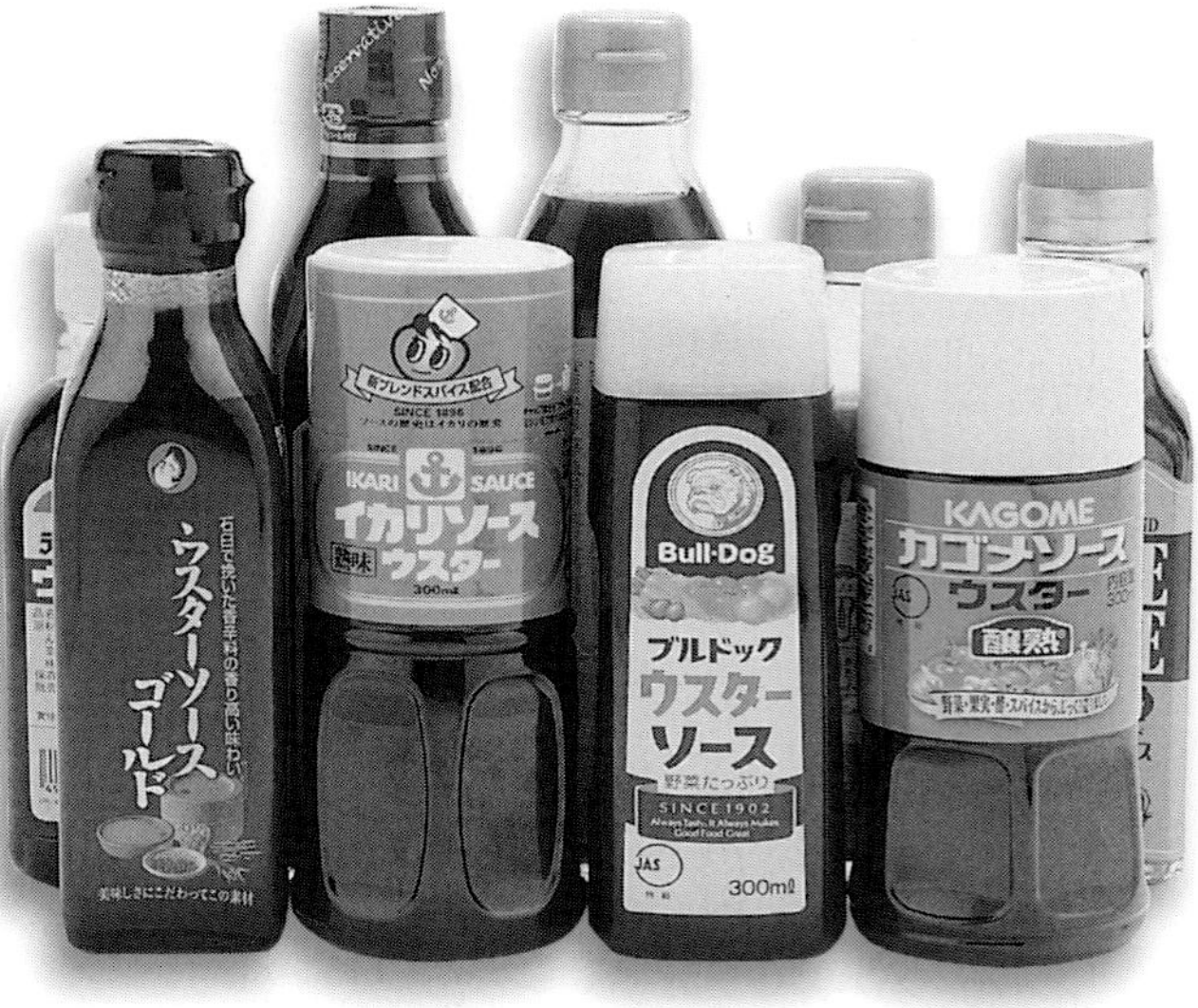

日本とイギリスでは、ウスターソースの味も使われ方も、かなり違ってきてしまいました。イギリスでは、ソースをステーキにちょっとふりかけたり、ビーフシチューにちょんとたらしたりして使われることが多いといいます。日本では、コロッケやトンカツ、つけあわせのキャベツにもかけまわして使っています。

用途の違いは、注ぎ口を見れば、一目瞭然。イギリス、リーアンドペリン社のものは、穴が

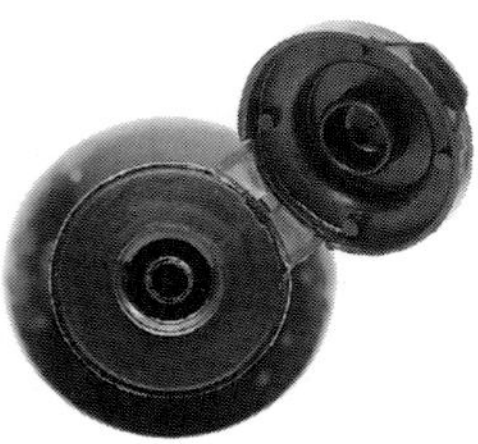

リー＆ペリンソースの注ぎ口

ブルドックソースの注ぎ口

丸く小さく、日本のものは穴がだ円で広く開いています(写真はブルドックソースのものですが、他社製品もだいたい同じです)。日本では、原点から離れてしまい、かつて「暮しの手帖」初代編集長の花森安治が指摘したように「ウースターソースとは、似ても似つかない日本独特のもの」になったのがわかります。

従来品はそれでいいとしても、本来のウスターソースの味わいを持った製品を、日本のメーカーも出してほしいと思います。海外では、ウスターソースの販売はリーアンドペリン社などが強く、日本製品の輸出ははかばかしくありません。それは、用途と味の違いによるところが大きいと思うのです。

ウスターソースの原点

イギリス・リーアンドペリン社のウスターソースの原材料は、醸造酢、糖類(砂糖、糖蜜)、野菜・果実(タマリンド、玉ねぎ、にんにく)、アンチョビー、食塩、香辛料、香料、です。香料が気になりますが、それを除けば、かなり原点に近いようです。かつては、アンチョビーの部分にしょう油が使われていたのでしょう。

日本でのウスターソースのＪＡＳ表示基準は、次のようなものです。

「次に掲げるものであって、茶色又は茶黒色をした液体調味料」「1野菜若しくは果実の搾汁、煮出汁、ピューレー又はこれらを濃縮したものに糖類、食酢、食塩及び香辛料を加えて調整したもの」「1にでん粉、調味料等を加えて調整したもの」。

案外、単純な原材料です。各メーカーは、使う野菜・果物と、香辛料の配合などに工夫をしているのです。大手メーカーのレギュラー品のウスターソースに、本来の製法とは異なる原材料があるかを見ると、比較的少なめです。ただし、原材料が同じでも製法や技術によって、品質に大きな差も出ます。なかでは、アミノ酸液やたん白加水分解物、発酵調味料など、いわゆる「うま味」を増すために加えられている原材料が問題です。

ウスターソースには、たっぷりの野菜でおいしさを出しているといったメーカーのうたい文句が多いことと併せて考えると、妙な感じです。

また、中濃・濃厚タイプは、粘性を出すために、コーンスターチや増粘多糖類などが加えられています。

ソースと食品添加物

日本のウスターソースには、ほとんど、色着けのためにカラメル色素が加えてあります。

本書の口絵にあるソースの写真は、大手メーカーのウスターソースを小皿にとって、色味を比べたものです。左列は、各社のレギュラータイプで、右列はハイグレードタイプです。左列はどれも真っ黒で、それに比べると右列は茶色がかっています。

この色の差は、黒っぽい色を付けるためにカラメル色素を加えているかどうかの差です。これまで、日本のほとんどのウスターソースには、カラメル色素が使われてきました。明治時代にいわゆる西洋醤油として広まったため、濃口しょう油のように黒っぽい色に着色したソースがずっと作られ続けているのです。

ハイグレードタイプは、添加物を加えない方針の製品であるため、カラメル色素が外されているものです。ですから、右列最上段の、はじめからカラメル色素が入っていないリーアンドペリン社のソースと色味が似てくるのは当然です。

メーカー自身は、カラメル色素は色付けだけのために加えられ、味や香りにはなんら関係のない添加物だと言います。カラメル色素を使わずにソースが作れるのならば、余分なものはないほうがいいと思います。

ちなみに、カラメル色素は、でんぷんや糖類を原料にして、強酸か強アルカリを加えて焼き焦がして作られるものが多くなっています。家庭で砂糖を焦がして作るカラメルソースとは、違うものです。

添加物の排除と味の原点

日本の大手メーカーも、添加物を使わないソース作りをはじめています。それは、どんなものでしょうか。

前ページの小皿の写真、右列が近年になって、各メーカーが出しているハイグレードタイプの製品です。どれも食品添加物不使用とあり、さらに有機ＪＡＳ認定であるとか、塩分を何十パーセントカットしてあるとか、独自の特徴を付加しています。どうやら、ちまたで話題になっている「健康志向」をとらえた新製品だと言えそうです。

添加物を排したソース作りは嬉しいのですが、ウスターソースの味の原点に立ち返る方向とは、ずれているようです。

そもそも、ソースは油脂分がないローカロリー調味料ですし、塩分も同じ分量のしょう油の六割ていどしかありません。糖分の多さが問題視されたこともありましたが、お菓子を食べたりコーヒーに何杯か砂糖を入れることと比べても、過剰摂取につながるとは思えません。そのままであまり問題のない調味料なのです。

香辛料がぴりりと効いたウスターソースの原点の味に、チャレンジするメーカーはあらわれないのでしょうか。

そこにも、気になることがありました。

ところで、無添加をうたう三社のどの製品にも、見慣れない原材料がありました。酵母エキスがそうなのですが、どのようなもので、何のために加えられているのでしょうか。

何のためにか、これは「うま味」を増すことが目的だそうで、酵母エキスの入っていないレギュラー製品と原材料を見比べると、どうやらアミノ酸液などの部分に当たるもの、それらを代替するものだということが推測できます。

ソースに限らず、最近は酵母エキスが入っている加工食品が増えています。これは、酵母エキスが一般食品として認められているため、食品添加物扱いではなく、うま味や風味を加えることができる便利な原材料としてメーカーが使えるからです。ここ数年で、研究も進んでいるといいます。

酵母エキスは、じっさいには、イーストやビール酵母などを組み合わせて大量に培養し、自己消化した酵母から抽出したものだそうです。

従来の食品添加物ではないとしても、その食品の本来の原材料とは異なるものを加えて、うま味を増すものなのですから、手放しに歓迎はできません。今後も注目していきたい原材料です。

まとめ

しょう油がヨーロッパに渡り、スパイスの効いた調味料となって里帰りしたウスターソースですが、日本では味が変わって、広まりました。

しかし、いろいろな料理に隠し味として使う場合などには、イギリス製の辛くスパイシーなソースのほうが、より向いています。これから日本のメーカーからもソースの味の原点に近づく製品が出るようになれば、ソースの使い道はきっと広がると思うのです。【S】

（「暮しの手帖」Ⅳ世紀15号－二〇〇五年）

Q　焼きそばソースとか、たこ焼き、お好み焼きソースなどの専用ソースは、どんなものか？

A　最近は、いろいろな専用ソースが売られています。お好み焼き、焼きそば、たこ焼きから、もんじゃ焼きや焼きめし専用のソースまで、ずいぶん種類は増えているようです。これらも、基本的にはウスターソースの延長線上にある商品です。かける食べ物に、より合わせるために、濃度や風味などを特別に配合した物で、果物や野菜を多く加えたり、鰹節や煮干しの風味を効かせたりといった工夫がされています。

しかし、表示をよく見ると、ソースの基本的な原材料からできているウスターソースに比べて、原材料が複雑になっているのに気がつきます。特徴的な味や香りをつけるために、特殊な原材料や、増粘多糖類をはじめとするさまざまな添加物類が使われている例が少なくないのです。

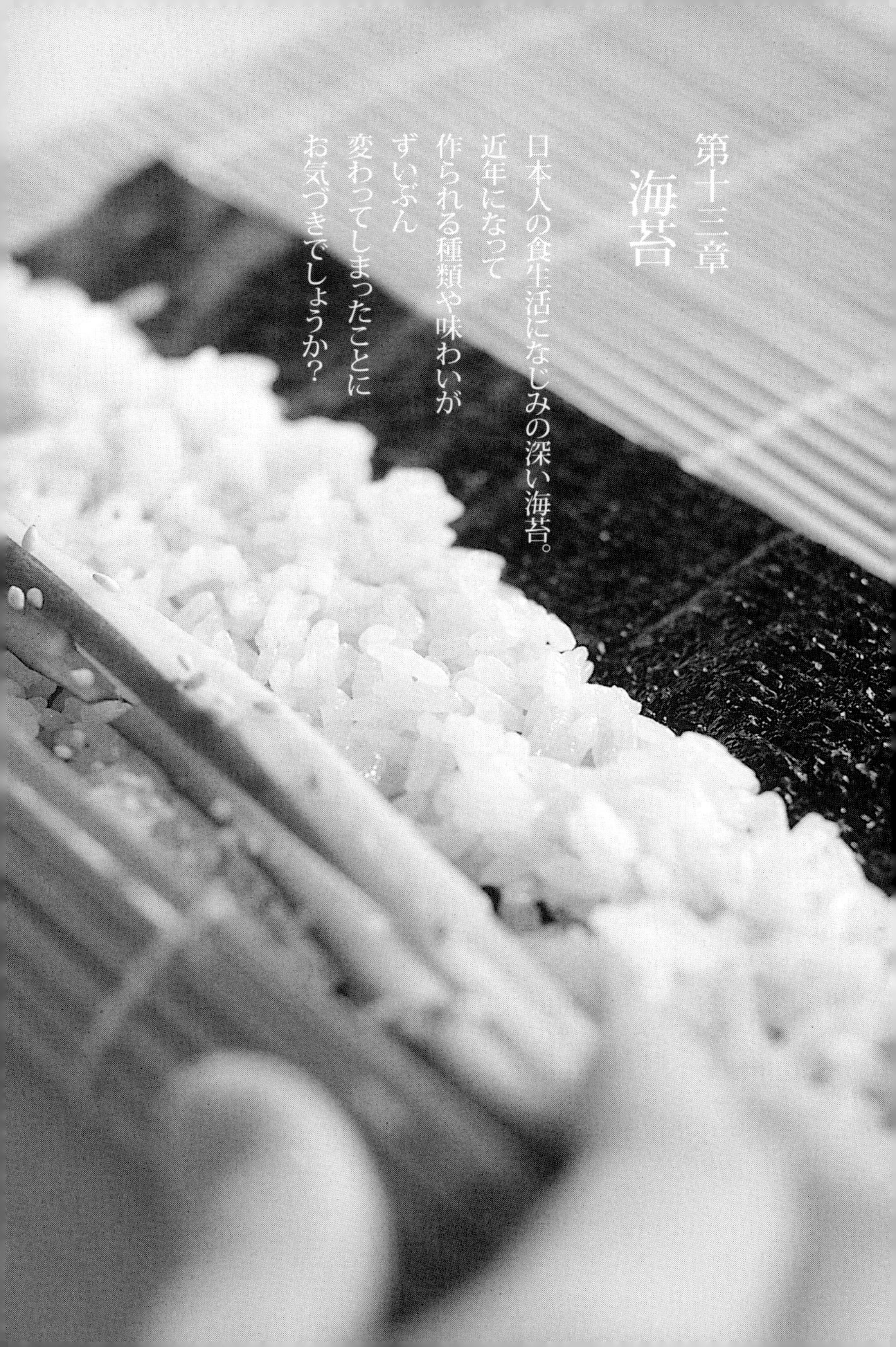

第十二章 海苔

日本人の食生活になじみの深い海苔。
近年になって
作られる種類や味わいが
ずいぶん
変わってしまったことに
お気づきでしょうか?

日本人と海苔

日本の海苔作りは、20年ほど前から導入された酸処理という技術によって、大きく変わりましたが、まだ酸処理には問題点も多いのです。また、２００5年1月に農水省が発表した海苔輸入についての規制緩和からも、大きな影響が考えられます。ほかに、海苔と庶民の意外な歴史や海苔佃煮の原材料についても、調べました。

いわゆる板海苔をわたしたちが食べるようになった歴史は、意外と新しいのです。

日本人が海藻類を食べてきたのは、ずっと古い歴史があります。有史以前から、海岸に住む人たちは海藻を口にしていたでしょうし、奈良、平安時代の記録にも、『延喜式《えんぎしき》』をはじめとして、「海藻(ニギメ。今のわかめ)」や「藻葉(モハ。今の海藻類全般)」、「紫菜(ムラサキノリ。今の海苔)」などといった記述が出ています。

しかし、それらはそのまま切って食べるとか、汁の具や煮付けにするとか、酢の物にするといった食べ方がされていました。わたしたちが食べている、一枚の紙状の板海苔が作られるようになるのは、江戸時代も中期に入ってからのことです。

海苔といえば、浅草海苔が有名なブランドですが、その浅草で、紙状の海苔が生まれたと言われています。浅草は、17世紀後半(天和年間)から再生紙のちり紙「浅草紙」を作り始めた紙の

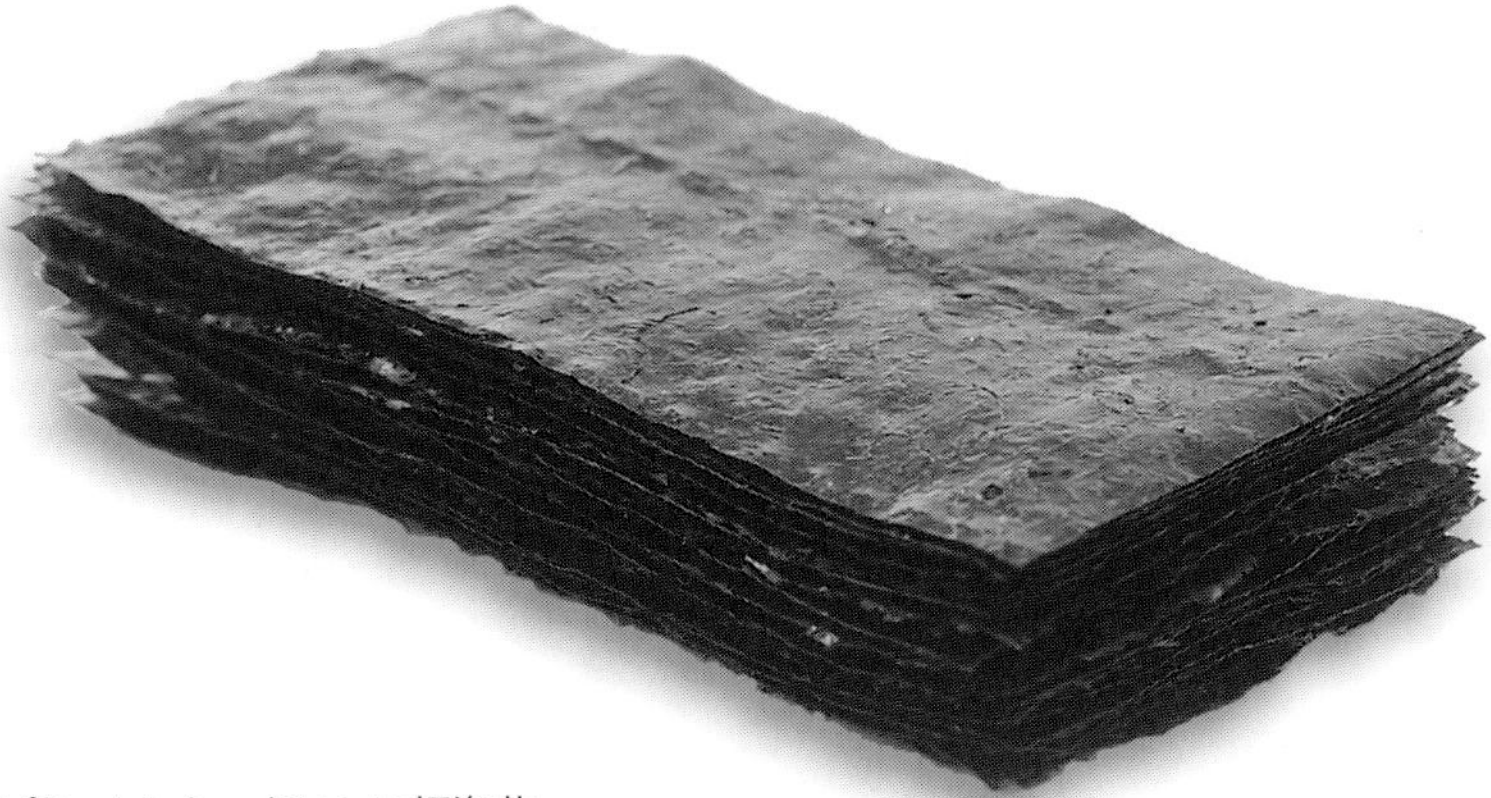

ぱりっとした、おいしい板海苔。
海苔を板状に漉いたのは、浅草が始まりと言われる

産地でしたが、この再生紙の作り方が応用されて、海藻の海苔が紙状に漉《す》かれ、乾かされて、現在店頭に並んでいる海苔の原型ができたのです。これが、18世紀前半、享保年間のころです。

市販されている海苔は、どれも縦横19センチ×21センチですが、これは尺貫法にすると約5寸×5寸5分で、浅草紙の基本寸法とほぼ同じだということも、その証拠のひとつです。

しかし、当時、紙状に漉かれた海苔はとても高価な品でした。主に上流武士階級や、貴族、有力寺院の僧侶などに流通していて、一般庶民が口にするようになるのは、江戸時代末期になってからのことです。

また、養殖技術が進んで、大量に生産できるようになったのは、近代になってから。海苔の糸状体を貝殻で培養する方法が広まって、生産枚数が前年比200％増となり、10億枚を超えたのは、1952年のことでした。以降、わたしたちの食生活に海苔が身近なものになったのです。

品種転換で大量生産へ

それが、短い期間のうちに、品種がすっかり入れ替わっていました。

海苔にも、いくつもの品種があります。なかでも、江戸時代から栽培が続いていたのが、アサクサ種で、香りや歯ごたえの柔らかさなどが好まれていました。しかし、1950年代になって、スサビ種という、成長が早くて、まっ黒な色の板海苔を作るための種類が見つけられると、あっという間に、養殖の海苔はスサビ種に切り替えられてしまいました。スサビ種は、生命力も強く、近くにアサクサ種の養殖棚があっても、スサビ種が棚を乗っ取ってしまうのだそうです。いまでは、さらに力の強いナラワスサビ種が、日本の海苔養殖の99％を占めるようになっています。

ただし、スサビ種への切り替え当初、スサビ種はアサクサ種よりも、香りがなく味が薄いという指摘がされていました。それよりも、とにかく量が多く収穫でき、見た目が黒々として売るのに都合がいいから、という考えが優先されていったのです。

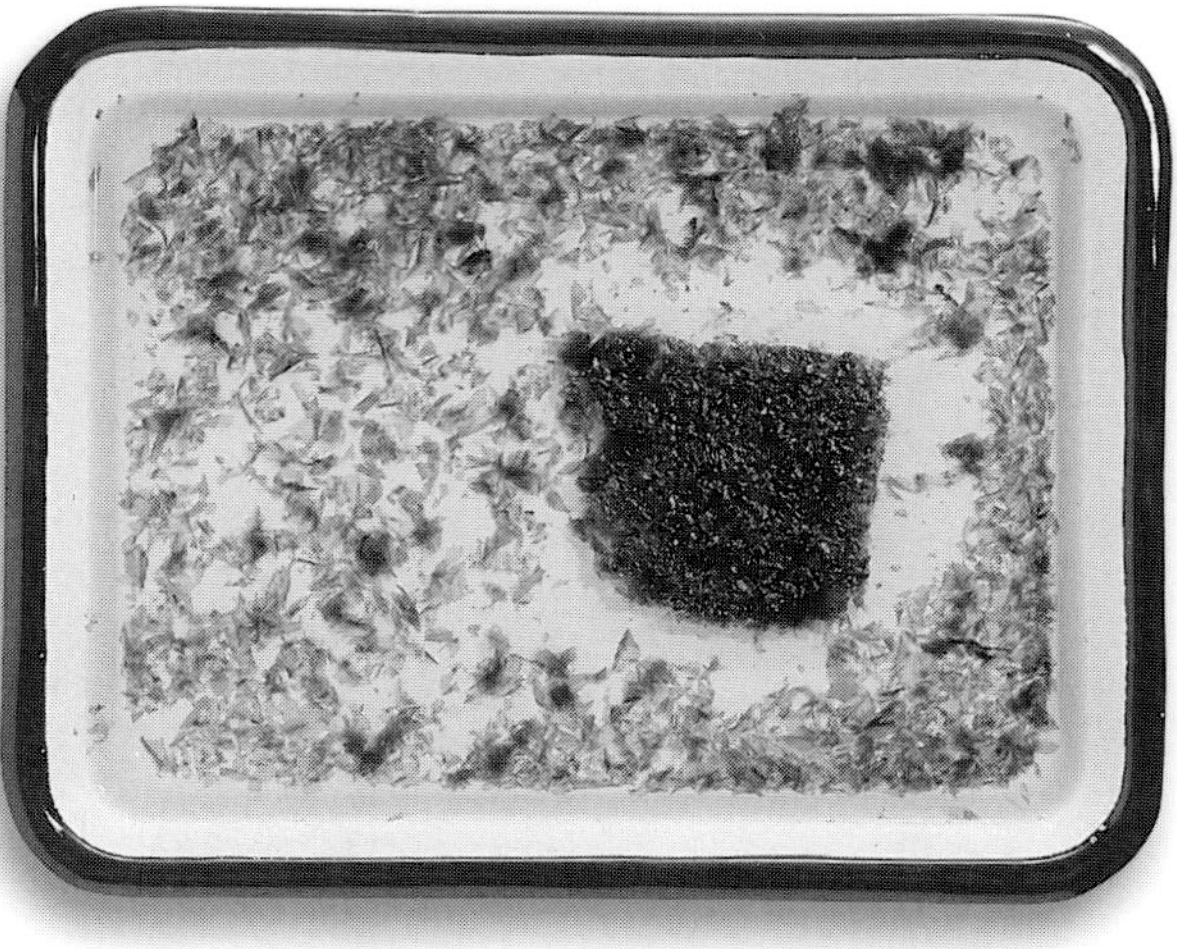

海苔を湯につけておくと、漉く前の状態にとける

海苔養殖と酸処理

海苔養殖が、年間100億枚を生産できるようになったのには、いくつもの技術が貢献しています。しかし、なかには疑問の声が上がっている方法があります。

それが、酸処理です。海苔の養殖には病気や、アオサなどのいわば雑草がつきものです。そのために、干出《かんしゅつ》といって、一日に何時間か、網を海中から引き上げて陽光にあてる作業が伝統的に行なわれてきました。ところが、酸の希釈液に網をくぐらせると、病気も雑草も防げることがわかったのです。この発見から、酸処理剤が1980年に実用化されると、すぐに日本中で使われるようになりました。

しかし、どんな酸を使い、どう処理するか、という問題があります。業界の通達では、クエン酸やリンゴ酸などの有機酸を使うこととされていますが、値段が安くて効き目の強い塩酸やリン酸が使われることがあります。使った酸は中和して下水に捨てなければいけない使用規定も、守らずに海に捨てている生産者がいるといいます。海苔はよくても、肝心の海が汚染されては、たいへんです。

また、できた海苔は、香りがすくなく、口あたりもぱさぱさした感じのおいしくない海苔になると指摘する生産者や問屋もいます。酸処理が普及しはじめたころから、おいしい海苔がなくなったと嘆くすし屋もいます。スサビ種への転換もそうでしたが、わたしたちが知らないうちに、海苔の味がどんどん変わってきています。

海苔作りの気になること

九州の有明海では、一年間の海苔養殖に使われる酸処理剤は、８００トンを超えています。たとえ、使用規定を守ったとしていても、海への影響はないとはいえません。本来、海水は弱アルカリ性ですから、酸性の液が入ることで、バクテリアなど微生物の相が変わるような、生物の環境の変化を懸念する専門家もいるのです。酸処理を例にあげましたが、ほかにも、海苔を作る過程で、問題はないでしょうか。

近年になって、酸処理をするときに、いっしょに海苔の成長をよくする栄養剤を加えるようになっています。従来の海苔作りは、海苔が海の養分を吸収して、光合成《こうごうせい》を行なって育つのを手助けするやり方で養殖をしてきましたから、栄養剤の添加は、それまでとはまるで違う方法です。

また、海苔を収穫するときに、海苔と水が泡立ってしまうため、シリコン樹脂などの消泡剤を使っているところもあります。もちろん、製品にはほとんどまたはまったく残らないということで、海苔のパッケージの表示に書かれることはありません。

技術は、よりたくさんの海苔を収穫するために、進んできました。1900年には4千万枚だった海苔の生産量が、52年には10億枚を超え、70年には60億枚、83年に100億枚超えを達成しています。しかし、海苔は、沿岸という限られた海域を利用して作られているのですから、海の栄養や海域への影響を考えなければいけない数字だと思うのです。

伸びる海苔の店頭需要

一般家庭で消費する海苔は、少しずつ減ってきています。贈答用の海苔需要も同様です。一方で、伸びているのは、コンビニのおにぎりやスーパーの総菜、回転ずしといった業務用の海苔です。いまでは、海苔の65%が業務用にまわされています。

先に触れた酸処理や海苔の量産には、業務用の需要が増えたことも関わっていると考えられます。つまり、より安く大量に仕入れることができる商品を求めるのは、流通業者の常ですし、酸処理によって黒光りする海苔は見た目がよく、海苔がかたくできてしまう特徴も、むしろ総菜の海苔巻きを作ったり、おにぎりを作る機械を通すには都合がいいからです。

香りや味が薄いという点も、すでに業務用食品を取り上げた第七章で触れたことですが、店頭に並ぶ加工食品には、さまざまな調味料や香料などを使っているので、あまり問題にはならないのでしょう。

左ページの写真は、近ごろ人気の高い韓国の味付け海苔です。これは、日本の海苔とは別種の海苔類を加工して作られているのですが、今では韓国から輸入している海苔の約八割が、その種類です。もっとも、この味付け海苔には密輸品も多く、じっさいの割合はもっと多いのだと思われます。

韓国でも、スサビ種の板海苔を生産していますが、製品の規格や出来の違いがあるため、日本の商社が買い付けに積極的ではないようです。

海苔の輸入に関しては、従来は輸入規制品目として、韓国に年間2・5億枚の割り当て枠があっただけでした。しかし、2005年になって、中国からの強い要請を受けて、農水省は輸

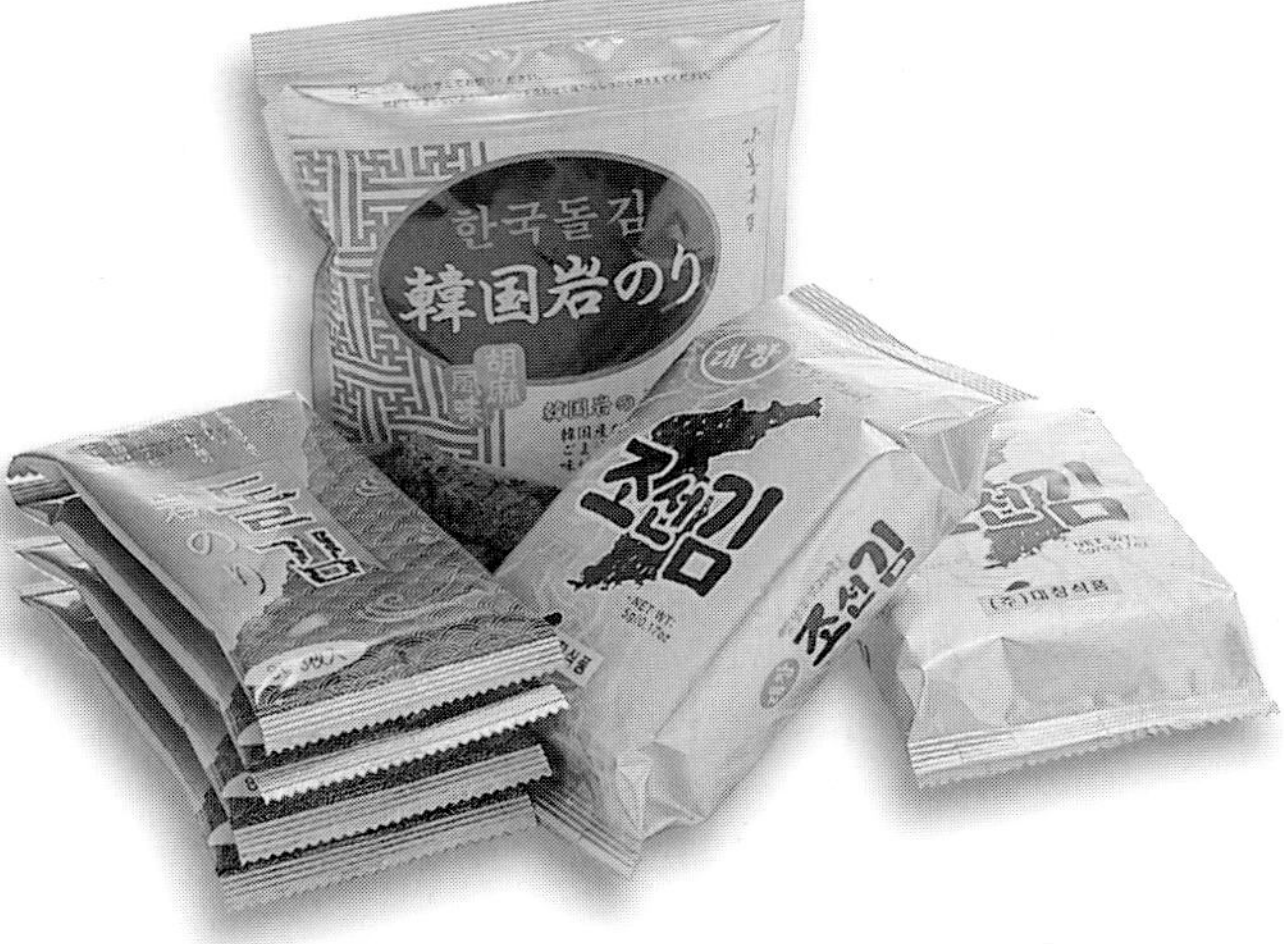

韓国海苔も、すっかりポピュラーになった

入割り当て枠の緩和を発表しています。

中国の海苔は、スサビから作られた品種で、規格や出来は、国産品とあまり違わないといいます。品質と価格の面から、欧米のすし店や健康食市場では中国産が多く出回り、皮肉なことにジャパニーズフードの海苔といえば、中国産なのです。

中国では、年間20億枚が生産されていますが、日本への輸出の道が開かれましたから、増産に拍車がかかるでしょう。中国産の価格は、日本産の3分の1以下だと言われますから、日本の生産者は、厳しい立場になります。また、中国については、日本の技術が導入されていることから考えて、海苔の酸処理が普及することが十分に予想され、これは注視していかなければなりません。

有明海の海苔作り

有明海に、酸処理を行わない海苔作りを続けているグループがあります。前のページのおにぎりに使われているのは、かつて日本のどこでも作られていた、酸処理をしない、アサクサ種の海苔です。本章のトビラと165ページの写真も、同じ海苔で撮影したものです。見た目は、わずかに緑がかった黒で、表面もぴかぴかとしたつやはあまりありません。ただ、光にかざすと、濃い黄緑の海苔の濃淡が映えて、まるでステンドグラスを見ているかのようです。

この海苔を扱っているのは、北海道北見市の食品問屋ヤマムロだけです。酸処理が進んで以降、海苔がすっかりおいしくなくなったと感じていた社長の山室正則さんが、磯部晶策氏のアドバイスと支援を得て、全国を回って探し当てたのが、この海苔。すこし焙るだけで磯の香りが立って、口に含むとさっととける柔らかさ。山室さんは、この昔ふうの海苔を残し、普及しなければならないと考えて、以来、応援団長になっています。

生産者は、佐賀市の島内啓次さんらのグループ。佐賀県は、全国でもっとも酸処理の導入が遅れたところなのですが、90年代に導入が始まると、あっという間にほぼ全ての生産者が酸処理をするようになりました。しかし、酸処理をしないで海苔作りを続ける島内さんには、業界

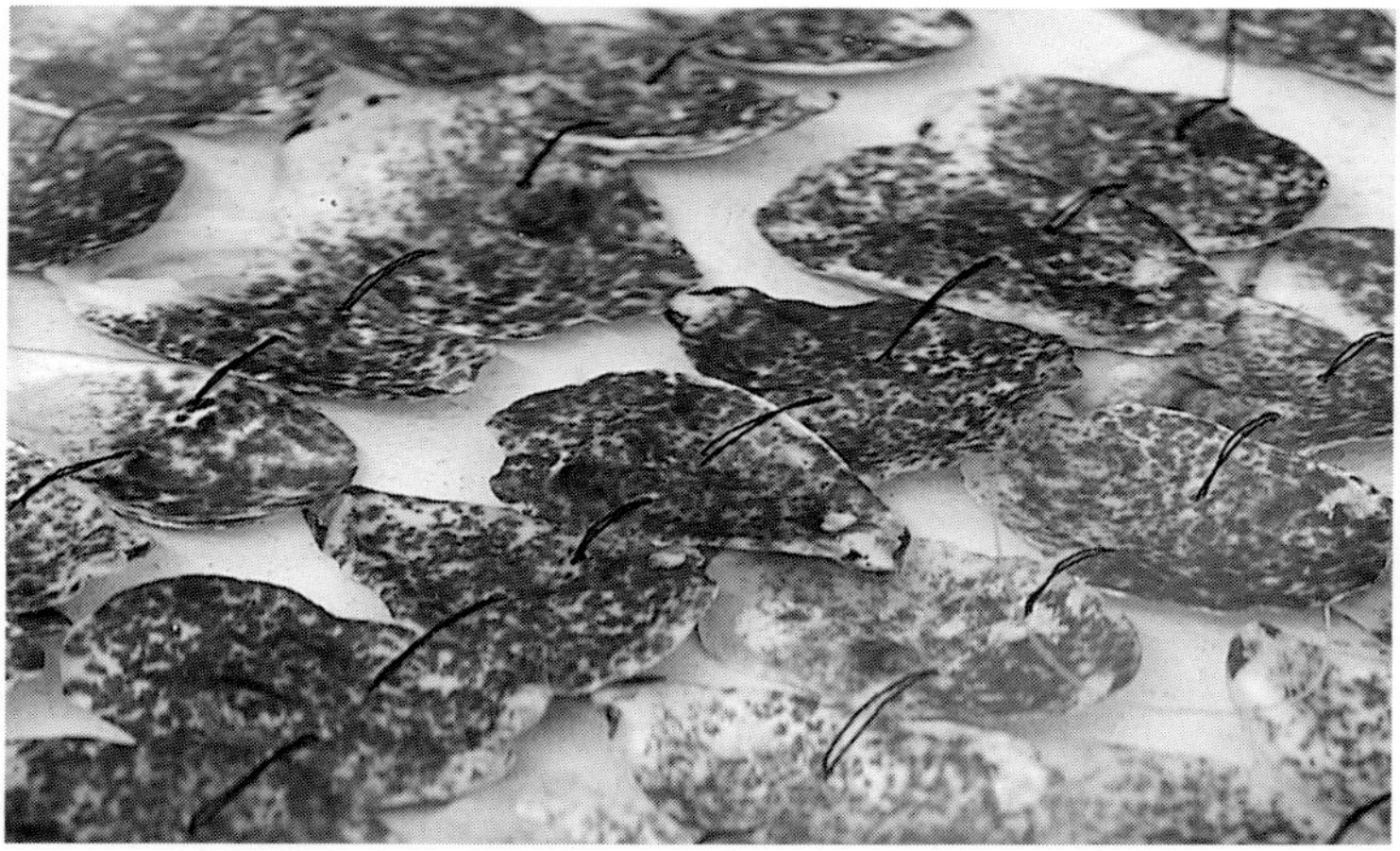

海水の水槽に置かれた牡蠣殻。
黒っぽいのが、海苔の糸状体で、半年かけて育てていく

での反対も強かったといいます。酸処理をしない海苔が注目されると、酸処理のイメージが悪くなるからというのが、理由でした。

それでも島内さんたちが活動を続けるのは、おいしい海苔を作りたいからと、昔ながらの海苔作りの技術を残していきたいからです。それに、海の環境も心配です。

島内さんたちの海苔作りは、酸処理をしたものと比べて、とても手間がかかります。海苔の種である糸状体を半年かけて育てていますが、そのために培養槽の水温をこまめに調節して、何度も新しい海水に交換しています。10月に入ると、海に張った網に牡蠣殻を取り付けます。

海苔を健康に育てるために網を海から揚げる干出も、気温や海水温を見て、海水面からの網の高さや干出時間にも気を使わなければいけません。山室さんの言う「海苔と語りながらする、海苔作り」なのです。逆に言えば、酸処理の海苔作りでは、そういう作業があまり必要ではなくなり、技術が廃れていくマイナス面もあるのです。

ところが、島内さんたちの海苔は、流通が良しとする黒光りの外見にはなり難いため、出荷するときの値段が低いといいます。手塩にかけられたこの海苔は、例えれば無農薬栽培、有機栽培の野菜や米のようなものです。流通も、消費者も、きちんと評価をしなければ、いい海苔がなくなってしまう、日本の海苔はそんな段階にきています。

加工食品の表示

海苔の加工食品も、表示を見ると、驚くことがあります。

旅館の朝食などで、よく出されるパックされた味付け海苔は、多くの製品が、アミノ酸液や、あまり質の良くないしょう油、調味用の食品添加物などで味付けされています。製品にもよりますが、べたべたと口の中にいつまでも残る後味は、そのためだったのです。

また、海苔製品の定番とも言える「海苔佃煮」は、これも一部の製品を除けば、あまり感心できる味付けはされていません。何よりも、先に触れたスサビ種やアサクサ種の海苔が十分に使

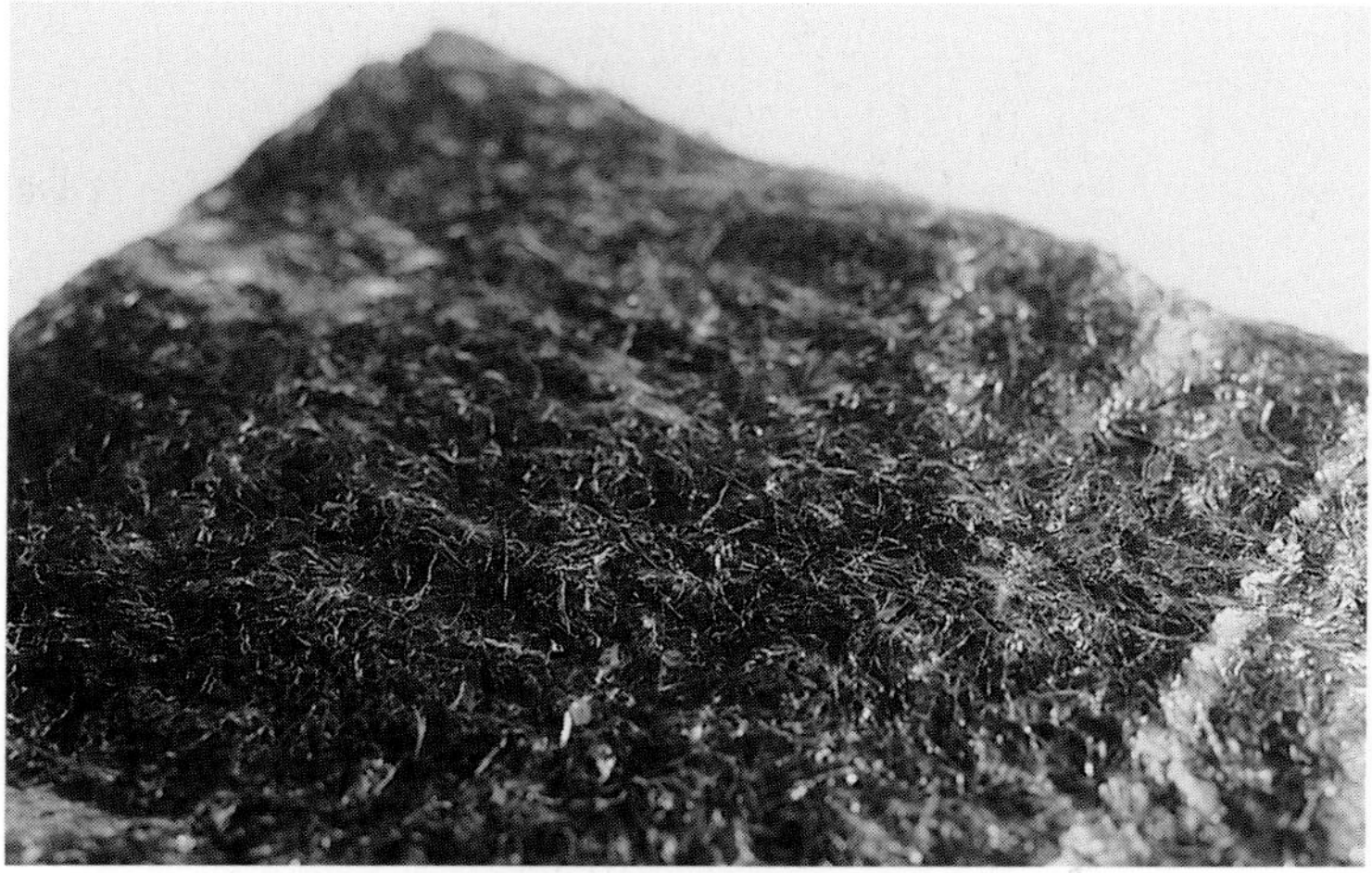

少し緑がかった黒が、酸処理をしない海苔の色の特徴

われているものは、あまりないのです。

とにかく安く大量に作るためには、とても本物の海苔など使ってはいられないということかもしれません。代わりに、ヒトエグサという別な種類の海藻などを加えているものが多いのです。このヒトエグサには増量のほかに粘りを増やす役割もありますが、もっと率直に増粘多糖類を加え、色を黒くするためにカラメル色素を足してできているのが、市販の海苔佃煮のほとんどです。ヒトエグサ入りの佃煮と表示されずに、「海苔の佃煮」としてまかり通ってしまうのは、妙な感じです。

また、海苔に限りませんが、加工食品の材料のひとつとして使われていると、原材料表示には、海苔と書かれるだけで、それがどこ産の、どんな種類のものかがまるでわかりません。た

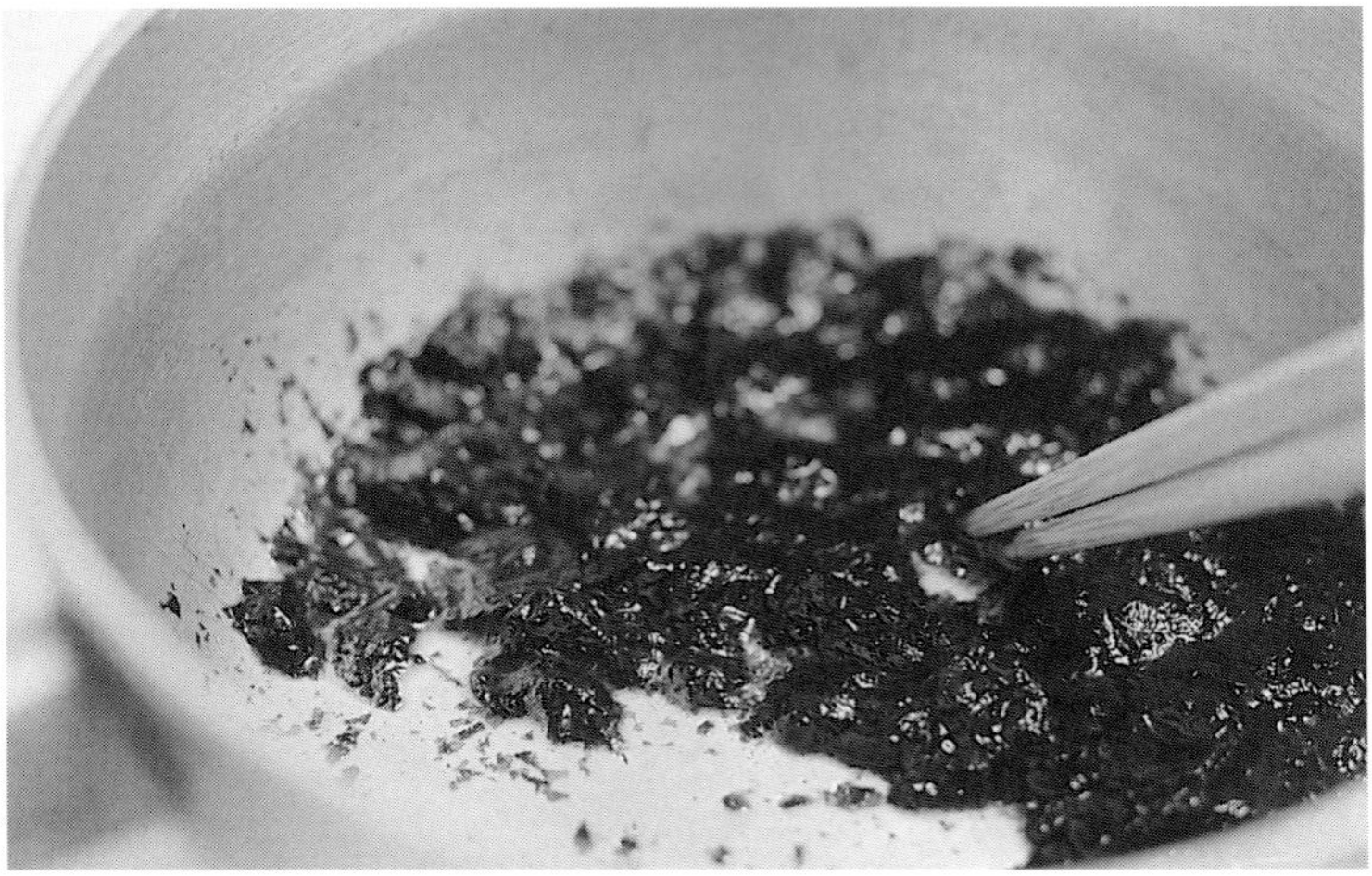

焦げ付かないように、気をつけて

とえば海苔せんべいに使われているのは、どんな海苔なのでしょうか。

海苔の佃煮を作ろう

海苔の佃煮は、自分でも簡単に作れます。

では、きちんとした海苔で作られた海苔の佃煮は、よほど探さなければ手に入らないのでしょうか。

探すより、自分で作る方が簡単にできます。

せっかくですから、いい海苔を使うと風味が違います。食べきる分だけを小ナベにちぎって入れて、少量の日本酒(純米酒)に浸しておきます。海苔が柔らかくなったら、弱火にかけて、しょう油と砂糖で味付けします。あとは、焦げ付かないように気をつけながら、適当に水分を飛ばせば、出来上がりです。ごまや七味、山椒をふってもおいしくできます。

まとめ

毎日食べている海苔が、技術の進歩によって、ずいぶん違ったものになっています。特に、業務用の需要が増えたことから、価格競争が激しくなっています。しかし、価格競争では、韓国や中国からの輸入品に伍していくのは、難しいのです。

そのためには品質で競争する方向が重要です。本来のうまみを持つ海苔を、環境負荷の少ない育て方で作る、つまり酸処理をしない方法にかえすことも大切なのです。【S】

（「暮らしの手帖」Ⅳ世紀16号 - 二〇〇五年）

Q　なぜ、ここ数十年で急激に海苔の生産量が増えたのか

A　たしかに、現在では明治時代の100倍以上もの海苔が、国内で生産されています。いくつもの技術開発が貢献しているのですが、大きくは4つの事が、海苔増産の後押しをしてきました。

1・海苔網を冷凍保存する技術ができ、海苔を生産できる期間が長くなったこと。
2・海岸近くで作られていた海苔が、いかだを使って沖合でも作るようになったこと。
3・海苔の種類がスサビ種など、強くて多く収穫できるものに切り替わったこと。
4・酸処理が導入されて、病気や雑藻を防げるようになったこと。

しかしそれらは、あくまで、より多く生産するための技術です。本章でも触れましたが、3と4によって、かつてのアサクサ種の海苔の味わいが失われてしまっています。また、同じ海域から100倍もの海苔を作るようになったことで、海の栄養や生態系への影響も考えなければいけないでしょう。

第十四章
緑茶

お茶は、とても日常的な飲み物です。
そのため、逆に消費者からは
盲点のような食品になっています。
いくつかの食品添加物が加えられた
お茶も売られていますが、
消費者が知らずにそれを
支持しているという側面もあるのです。
さいきん、急成長しているペットボトルの茶飲料や、
お茶を使ったお菓子についても調べました。

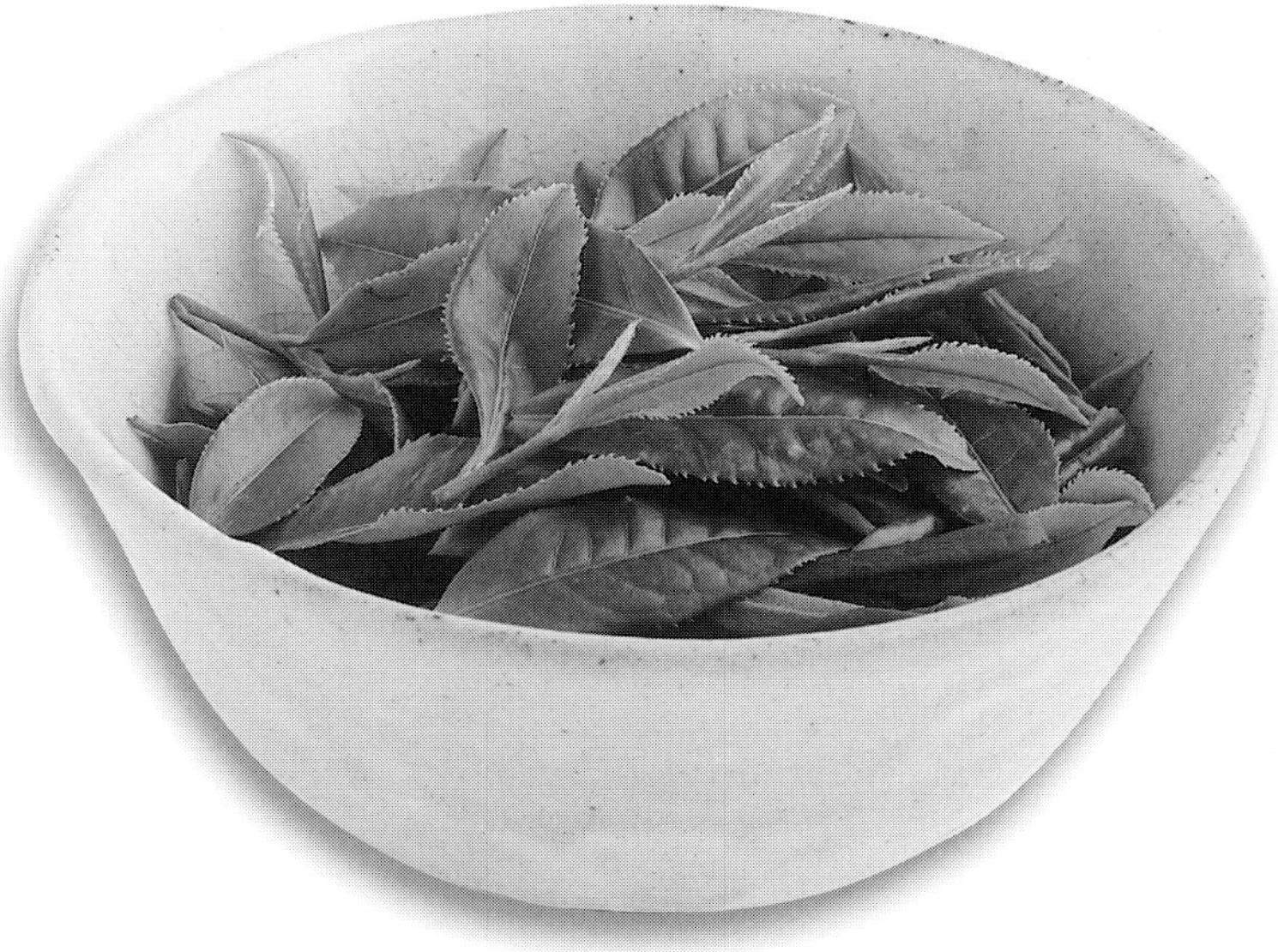

茶の原点、中国。お茶は食べるものだった？

183頁の写真は、高知県大豊《おおとよ》町で昔から作り続けられている「碁石茶」です。黒茶色で固まっていて、ふだん飲んでいる煎茶などとは、様子が違います。これは、茶葉を漬け込んで発酵させてから乾燥して作る、後発酵茶というものですが、こういうタイプを含む固形の発酵茶は、中国の茶の原型に近いものなのです。

唐の時代かそれ以前から、磚茶《だんちゃ》や団茶《だんちゃ》と呼ばれる、茶葉を蒸して圧縮した固形茶が、現在の四川省や雲南省を中心とする中国南部で作られ、チベット・モンゴル・ロシアや遠くヨーロッパまで運ばれていたのです。

また、茶葉を樽に漬け込んだものを食べる食習慣が、中国雲南省はじめ、タイやラオスなどに残っていて、もともとはお茶は食べるものだったのではないかという説もあります。紅茶もウーロン茶も、もとは同じ茶から作られます。茶葉を完全に発酵させたものが紅茶で、半分発酵させたものがウーロン茶、発酵させないのが緑茶と、その製法によって違う茶になるのです。ただ、適した品種は異なりますから、同じ茶の樹から作るというわけではありません。日本に茶が伝わったのは、奈良から平安時代のころ、遣唐使が持ち帰ったのが初めと言われていますが、じっさいに栽培されるのは、鎌倉、室町時代になってからでした。

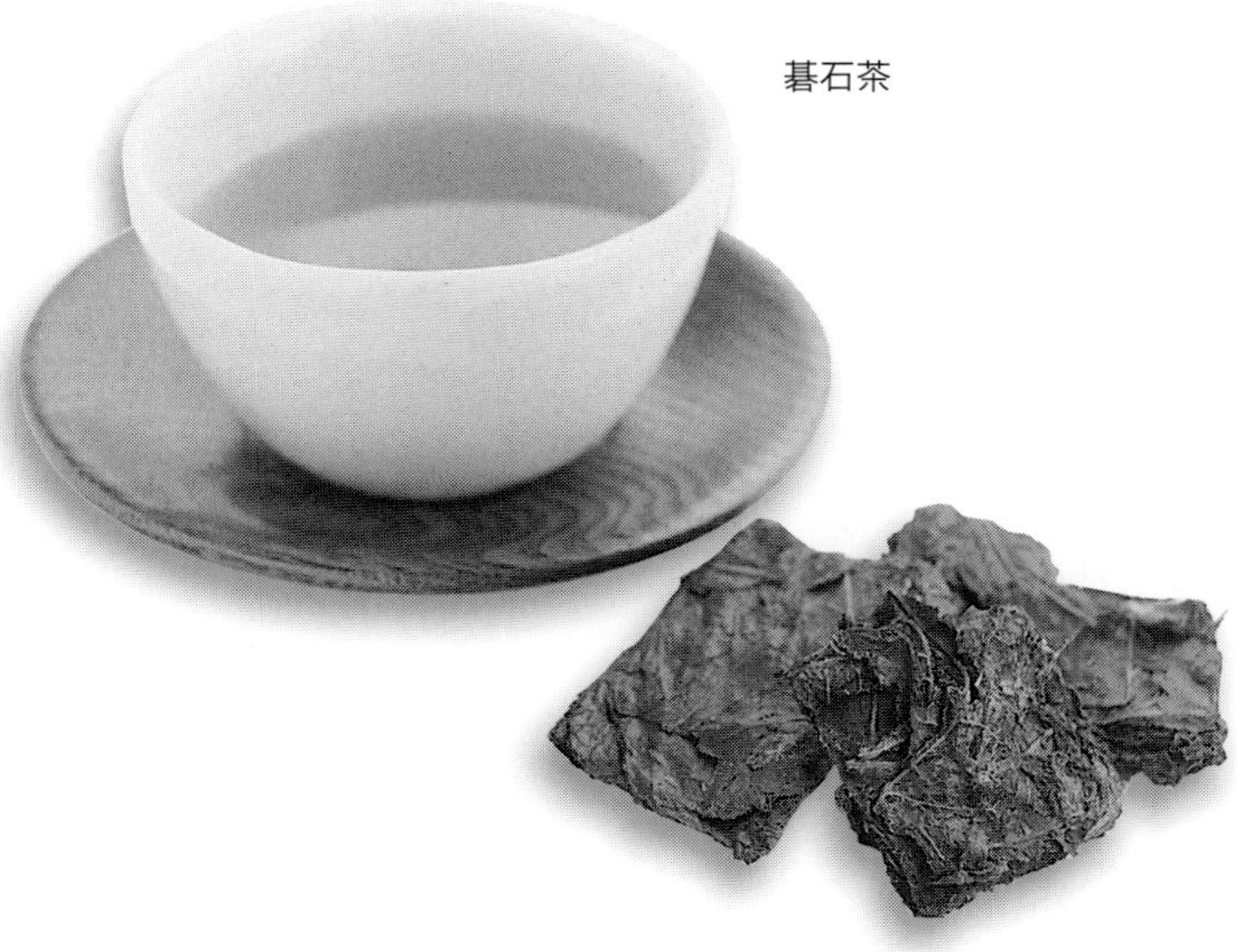
碁石茶

そして、現在の煎茶と同じ、蒸し製法のお茶は、18世紀に入ってから作られました。ちなみに、お茶漬けは、平安貴族が湯をかけて飯を食していた「湯づけ」までルーツをさかのぼることができます。室町時代、足利義政のころには湯づけが流行し、戦国時代以降の武士の間でも便利な食事でした。その後、番茶をかけて庶民が食べるようになったのは、江戸時代に入ってからです。

一品種が生産の8割を占める茶市場

今の日本の茶産地は、生産量から見ると、だいたい静岡県が45%、鹿児島県が23%、三重県が8%と、上位三県で8割近くを占めています。なかでも静岡県の茶畑は、明治維新が深く関わっています。徳川家の家臣らは、幕末に領地を将軍としての800万石から現在の静岡県を中心とする70万石に切り詰められた後、牧之原台地を開拓して苦労の末に茶畑をつくり上げた歴史があるのです。

ところで、日本の茶は、8割近くが、ヤブキタ種という1種類の品種から作られていることをご存知でしょうか。ほかにも、たくさん品種はあるのですが、栽培のしやすさや茶葉の品質などから全国で作られています。よく、○○茶などと、産地の名前が書かれた茶がありますが、どれも品種は、ほとんどヤブキタ種のお茶なのです。この品種の開発は、杉山彦三郎の功績によるものです。

同じ品種でも、栽培の仕方や土地の気候が違えば、味や香りに違いが出ますが、やはり品種の違いによる差ほどではないといいます。茶業界でも、味の画一化を懸念する声があるそうです。

なお、全国の茶の生産地の表記については、業界に次のような自主基準があります。「○○茶(○○は産地名)」は、県産茶葉を100%使用している場合。「○○茶(ブレンド)」は、県産茶葉を50%以上100%未満使用している場合です。

味も色も食品添加物

食品添加物で色を出し、味付けまでしているお茶は、珍しくはありません。これは、どうしてでしょうか。

煎茶にも、食品添加物が使われているものが少なくありません。かんたんにいえば、茶葉を摘んでから、蒸して揉んで、乾燥してできるのがお茶です。そこにお湯を注いで飲むだけのものに、添加物の入る余地があるようには思えません。ところが、緑色をあざやかに見せるために、蒸す時に炭酸水素ナトリウム(重曹)や炭酸水素アンモニウムを加えたり、味を濃くするために茶摘みの直前にグルタミン酸ナトリウムをとかした液体を撒く「葉面散布」といった手法が使われているものがあるのです。グルタミン酸ナトリウムは、後の工程でも加えられることがあります。

これらのお茶は、北九州や山陽、山陰、それに日本海側一帯では、非常に多く出回っています。例のごとく、表示が免除されるルールを活用している製品が多いのですが、中には正直に表示している製品もありました。地域の味の好みとして、濃い味が好まれているようです。

もちろん、定められた量を使っていれば、食品添加物を加えても責められることでないとは言えます。ただ、今までに指摘してきたように、それを使うことによって、それまでならまる

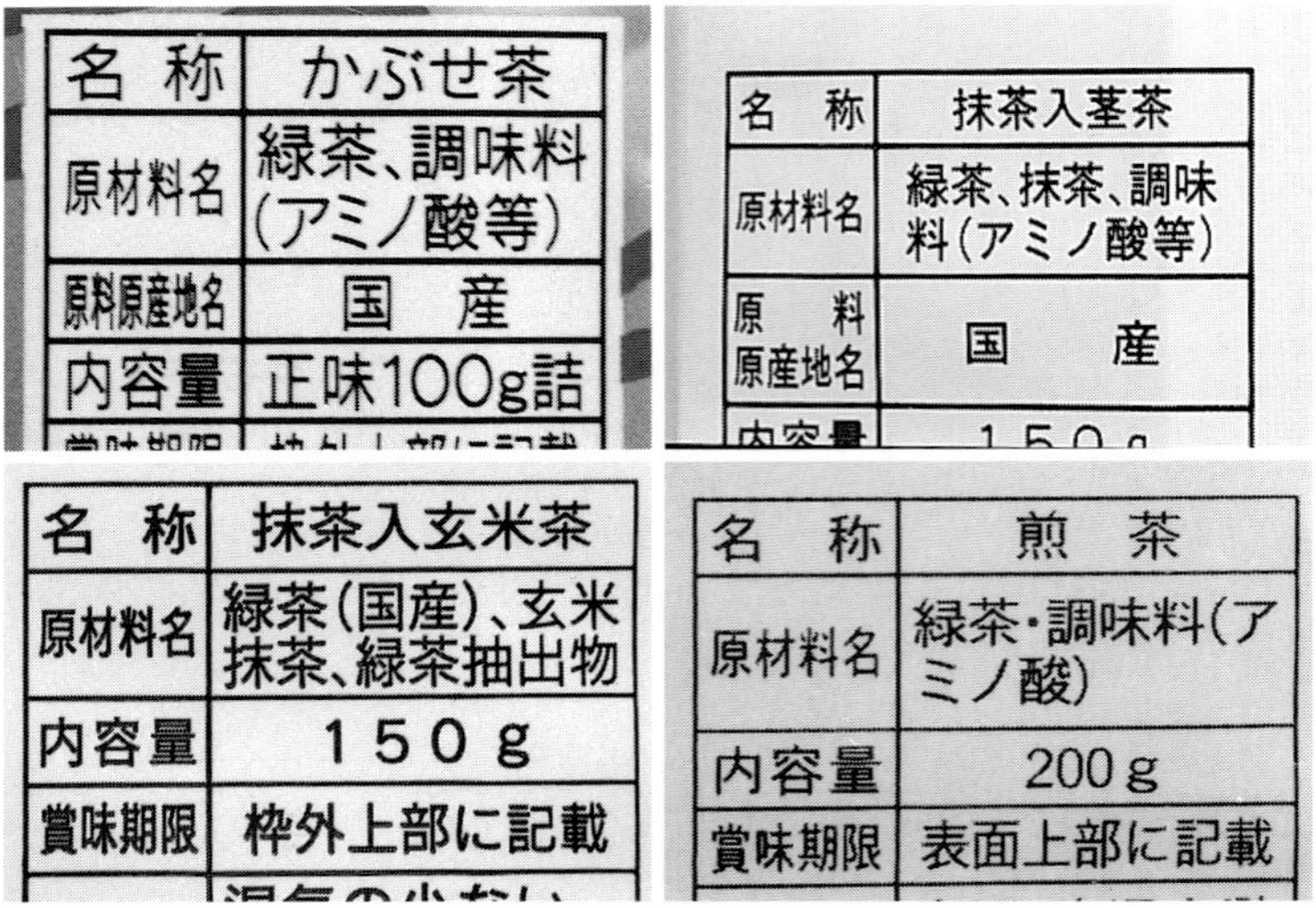

表示が免除されるルールを活用している製品が多いが中には正直者も

で評価されなかった質の低い食材がまかり通ることになります。茶葉の品質がよければ、添加物の味付けなど必要ないはずだからです。

それに、グルタミン酸ナトリウムは、高級茶の玉露にも加えられている例があります。質の高い茶葉をていねいに仕上げてあるはずの玉露になぜ、添加の必要性があるのでしょうか。考えられるのは、玉露として通用しないような茶葉を使っているからか、玉露にさらに濃い味付けをしたいからでしょう。前者ならば、ひどいごまかしですし、後者ならば、茶葉を丹精した農家をないがしろにすることにはならないでしょうか。

なお、静岡県では、「静岡県製茶指導取締条例」を制定して、お茶に食品添加物などが加えられることがないように、チェックと指導をしています。お茶どころの行政も、添加物は入らない方がよいという見解を持っているのです。

ただ、まじめに無添加のお茶の販売に取り組んでいる問屋や小売店に話を聞くと、まず消費者の誤解をとくのがたいへんだといいます。

お茶の種類によっては、湯飲みに出した色が淡い黄緑色の上級品があるのですが、客から「こんなのは、出がらしの色だ。もっと濃い緑がいい」と言われたり、添加物のないお茶は「味がものたりない」「これは質の低いお茶ではないか」と叱られることすらあるそうです。お茶の色は、製法によってさまざまですし、樹木の葉に何も加えずに加工したものに、そんなに強い「うま味」らしさを求めるのはおかしいことです。

御茶作り——生産農家と製茶問屋

毎年、4月中・下旬から始まる一番茶の茶摘みの時期は、農家は寝る間もないほどの忙しさになります。まず、もっともいい状態の茶葉が摘めるのはほんの4日間ほど。生育状態と天候を見はからって、一気に摘み取りをすませます。茶葉は、時間が経つと葉の中にある酸化酵素の働きで変質してしまいますから、間を置かずに「茶部屋」と呼ぶ作業場で蒸し上げます。次に、いくつかの機械を通して、葉を揉みながら縒《よ》りながら、乾燥します。そうしてできるのが荒茶《あらちゃ》と呼ばれる一次加工品です。

このときに天気が晴れか曇りかでも、乾燥度合いが違って、出来に影響が出ると言われるほど、注意を払って、荒茶が作られます。

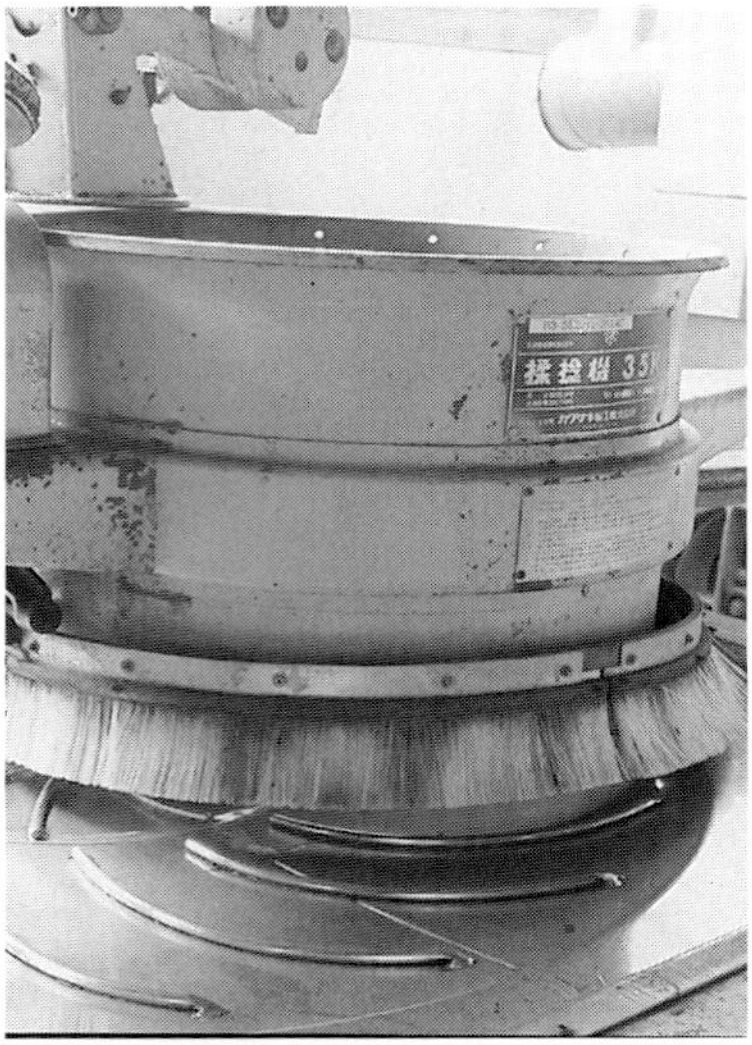

茶葉を揉む揉捻機

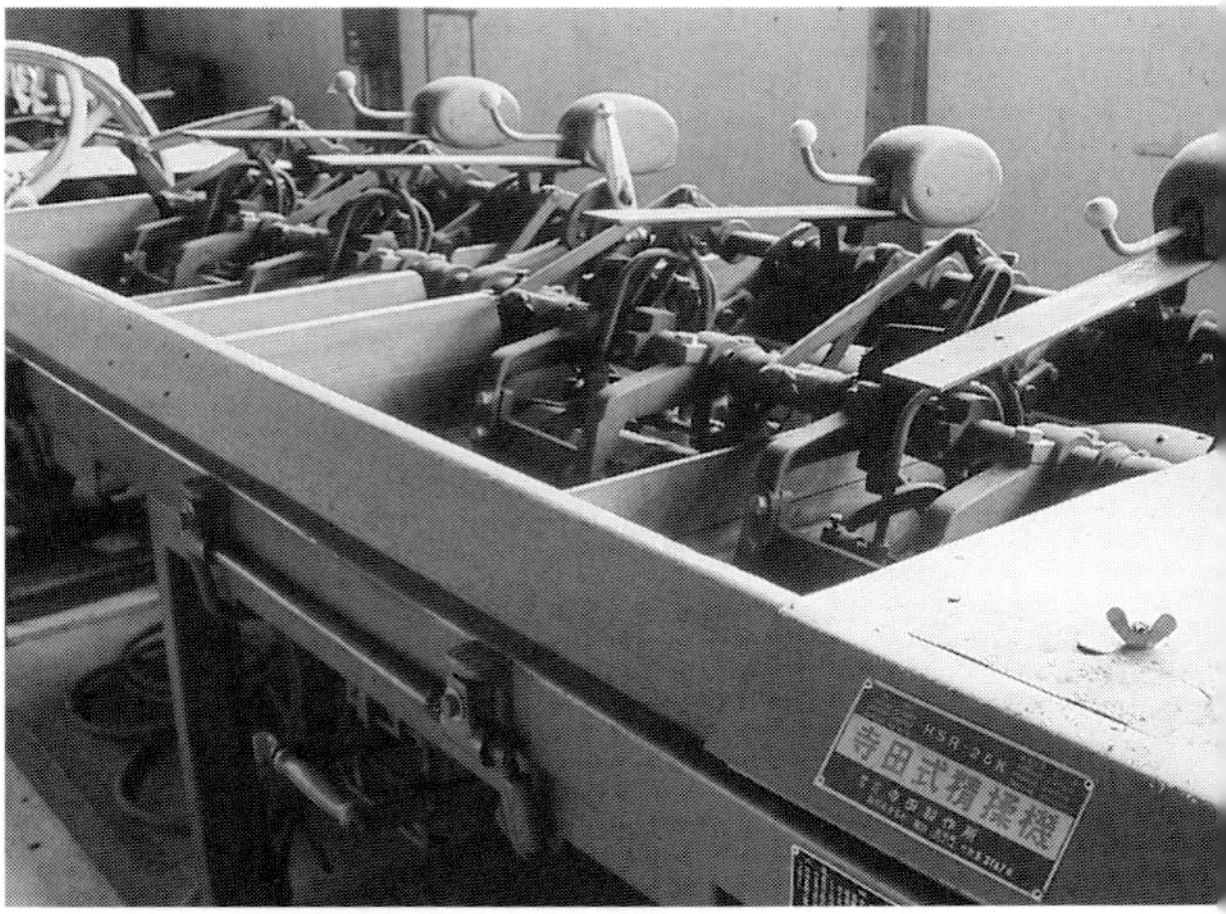

昭和30年代から使われている精揉機(整形、乾燥用)

その荒茶を、茶の問屋が仕入れ、仕上げの加工をして市販のパッケージにするのです。問屋は、どの産地のどの農家から荒茶を仕入れるかを考えて、常に産地をチェックしています。仕上げの加工は、荒茶をさらに乾燥して香りを引き出すための火入れと、茶葉の形や大きさによる選別、適当な大きさに切りそろえる整形が行われます。この火入れの加減が肝心カナメだそうですが、近年はコンピューター制御の機械を使う問屋が多くなっています。

最後に、問屋の腕の見せどころともいうべき「合組《ごうぐみ》」という工程が待っています。仕上げられた茶葉は、ひとつの地区や一軒の農家のものが袋詰めされることは、まずありません。味や香りなどが微妙に異なる複数の茶葉をブレンドして、安定した味のパッケージにまとめる作業が合組なのです。

合組は、昔からその道の専門職が行ってきた緻密なブレンドです。それによって、市販に堪える量と、同じ品質の製品を卸しているわけです。

ところが、この合組の際に、輸入茶葉やまったくの他県他産地の茶を混ぜるごまかしを行う業者もいるそうです。特に名産地のブランド名がうたわれる茶には、いまだにごまかしの手法をしている業者があるといいます。まっとうに製茶と販売をしている業者を守るためにも、厳しく取り締まってほしいことです。

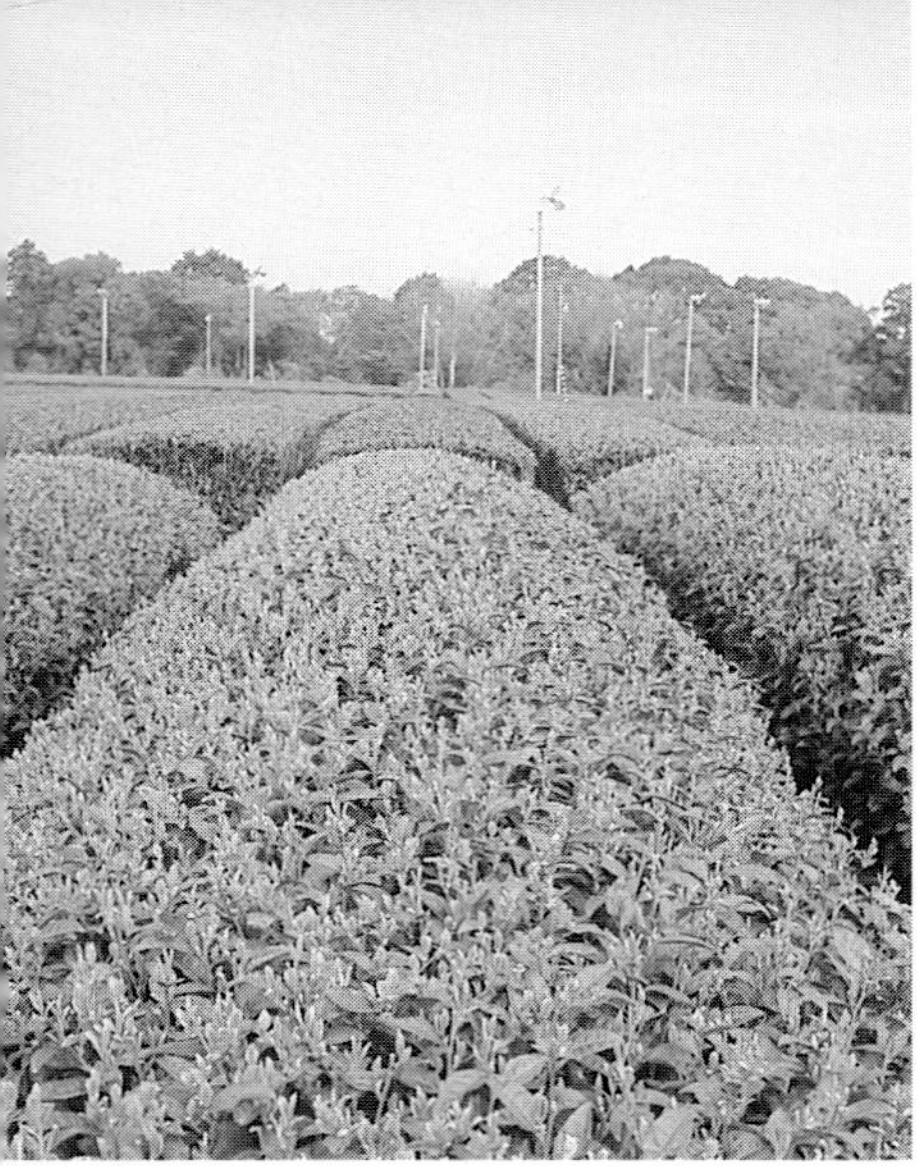

一番茶にはほとんど農薬は使われいない

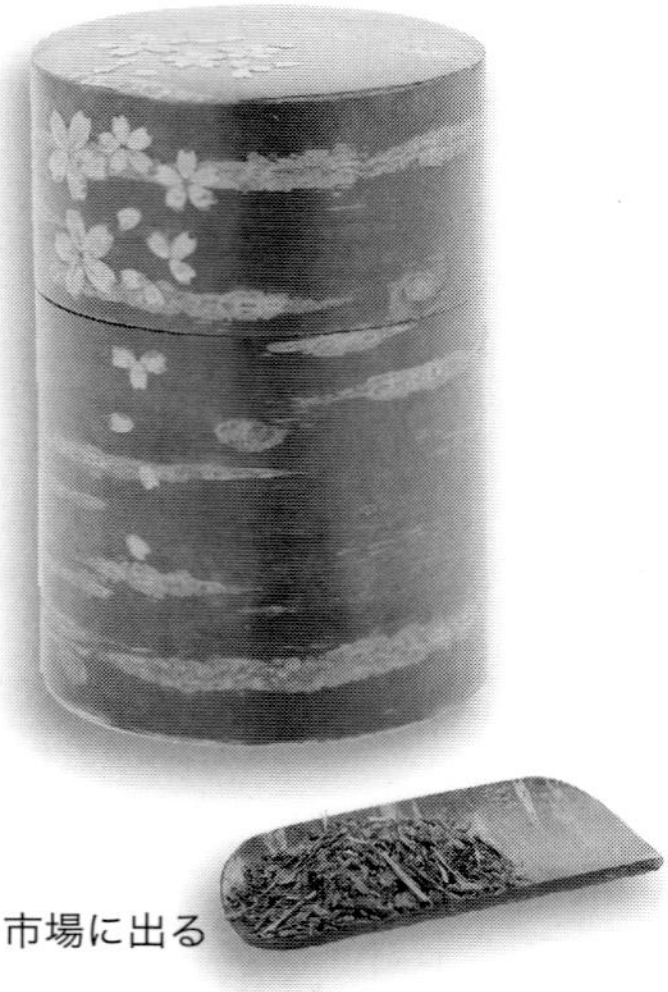

お茶は「合組」を経て市場に出る

茶葉と農薬

一番茶には、ほとんど農薬は使われていませんでした。

毎日飲み、中には茶葉を食べる人もいるほどですから、農薬の使用も気がかりな点です。人間がおいしいと感じる茶葉は、虫にもおいしい？ものらしく、害虫は１００種類を超えます。虫喰いの茶葉からは、ふつうはいやな苦みが出て品質を下げてしまいますから、栽培にはどうしても害を防ぐ手だてが必要なのです。

ただし、虫が多く発生するのは気温が高くなる6月、7月に入ってからのこと。つまり、一番茶を摘む前にはほとんど農薬を散布する必要がないため、一番茶は、農薬の影響がもっとも少ないものなのです。おいしさの品質はもちろん、農薬リスクが少ない商品としても、一番茶は注目されていいと思います。

ペットボトルの茶飲料急成長中

コンビニエンスストアや自動販売機でよく見かけるようになったのが、ペットボトル入りの緑茶飲料です(以下、ペット緑茶と略)。かつてはだれが飲むものかと疑問視されていた商品が、いまでは、自宅でお茶を入れなくともペット緑茶はよく飲む人がいるほど、広まりました。

これにはテレビなどでの大がかりなコマーシャルが、消費の後押しをしている側面もあります。広告業界の試算では、ペット緑茶は、大手メーカー合計で年間に約２００億円もの広告費が使われているそうです。

さて、編集部で買い集めた20種類のペット緑茶を見てみると、すべてに共通する原材料は、緑茶、ビタミンC(色あせ防止用で栄養目的ではありません)です。また、国産の茶葉を１００%使用している製品が11種類あり、輸入茶葉の使用は減る傾向のようです。

ただし、原料の仕入れ値は市販茶葉の数分の一で、１キロ３００円前後の金額と、輸入品に負けないほどの安い茶葉が使われているようです。また、ペット緑茶を均質に製造するために

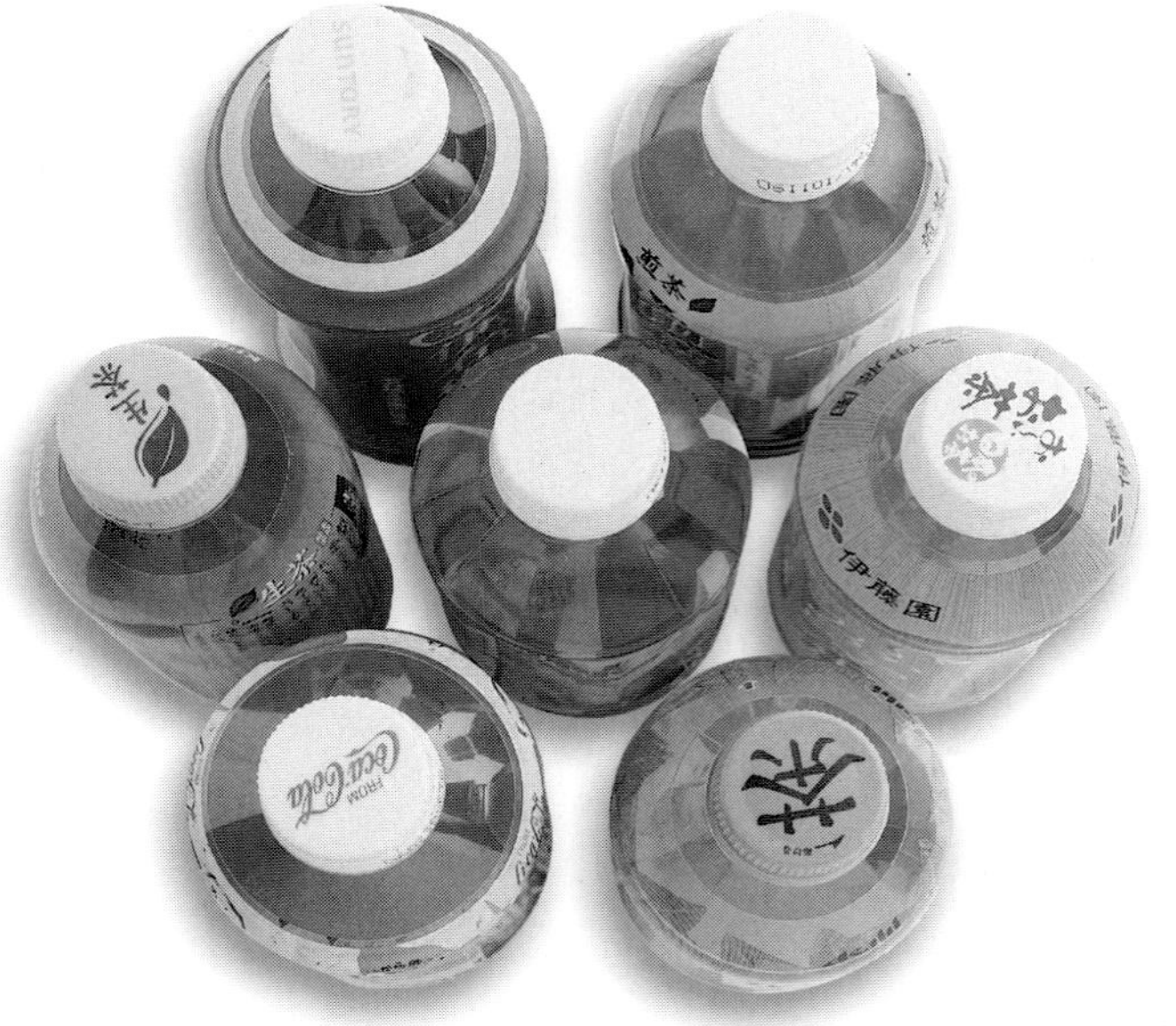

急速に拡大するペットボトルのお茶市場

は、一度水に滲出したお茶の成分を、乾燥して粉状にし、各社各地のボトル詰め工場に発送して、再度水と合わせてペットボトルに詰めるという方法があるといわれます。

　その、粉状にする技術は特別なもので、専門の加工業者が飲料メーカーから請け負って、ペット緑茶の原料を加工しているという話を耳にしました。つまり、さまざまなおいしさをＰＲしているペット緑茶が、じつはどれもこのような加工業者を経て製造されている可能性があるということです。ある加工業者に取材を申し入れましたが、残念ながら話を聞くことはできませんでした。

お菓子のあまりにきれいな緑色

さいきんは、抹茶入りのアイスクリームやケーキ、和菓子などが増えています。健康ブームや和食ブームなどにのり、またさわやかそうなイメージから、商品化する業者がいるのです。しかし、見た目のきれいな緑色が気になります。そもそも、茶の緑色は、加工する際にくすんだり薄くなったりするものだからです。表示を見ると、やはり、着色料が使われているものがありました。

製菓用に使われる業務用の抹茶には、あらかじめ着色料入りのものがありますから、菓子屋でも気付かずに使っているケースもあります。この業務用抹茶も、市販品とは比べものにならないほど安いもので、品質を懸念して市販の抹茶しか使わない菓子屋もあります。また、茶抽出物が加えられている商品もありますが、これは、茶葉を水やエタノール、有機溶剤などで抽出して作られる添加物で、原材料には輸入の茶葉も利用されています。私たちが気づかないうちに、いろいろなものが入り込んでいるのです。

最後に、茶問屋さんから手軽な自家製水出し緑茶の提案がありましたので、ご紹介します。それは、緑茶のティーバッグをボトルに入れて一晩水出しする方法です。1ℓに1コくらいが適当のようです。水出し用でなくても、大丈夫です。さいきんはティーバッグの品質も向上していますから、せめて、自宅では茶葉から出したお茶を楽しんでほしいとのことでした。

まとめ

ヤブキタ種一辺倒への反省から、昔の品種の復元や新品種の開発が行われ、品種の違ったお茶を製品化するところも出てきました。

私たち消費者も、お茶の選び方にいっそう気を付けて、本来のお茶の香りと味わいを楽しむようになりたいと思います。それに応えるまっとうなお茶の世界を、応援していきたいと思うのです。【S】

（「暮しの手帖」Ⅳ世紀22号－二〇〇六年）

第十五章
餡と小豆

小豆は、世界でも主に日本で食べられている豆類です。
なかでも、餡の原料として使われる割合が一番多いものです。
餡は、ようかん、まんじゅう、たい焼き、
どら焼きなどの和菓子から、
あんパン、あんドーナツまで、
いろいろな菓子に使われて親しまれてきました。
かつては、和菓子修業の第一歩と言われた餡作りですが、
今では、製餡所の餡を使う店が大部分だそうです。
原料の小豆の話や、市販の餡についても調べました。

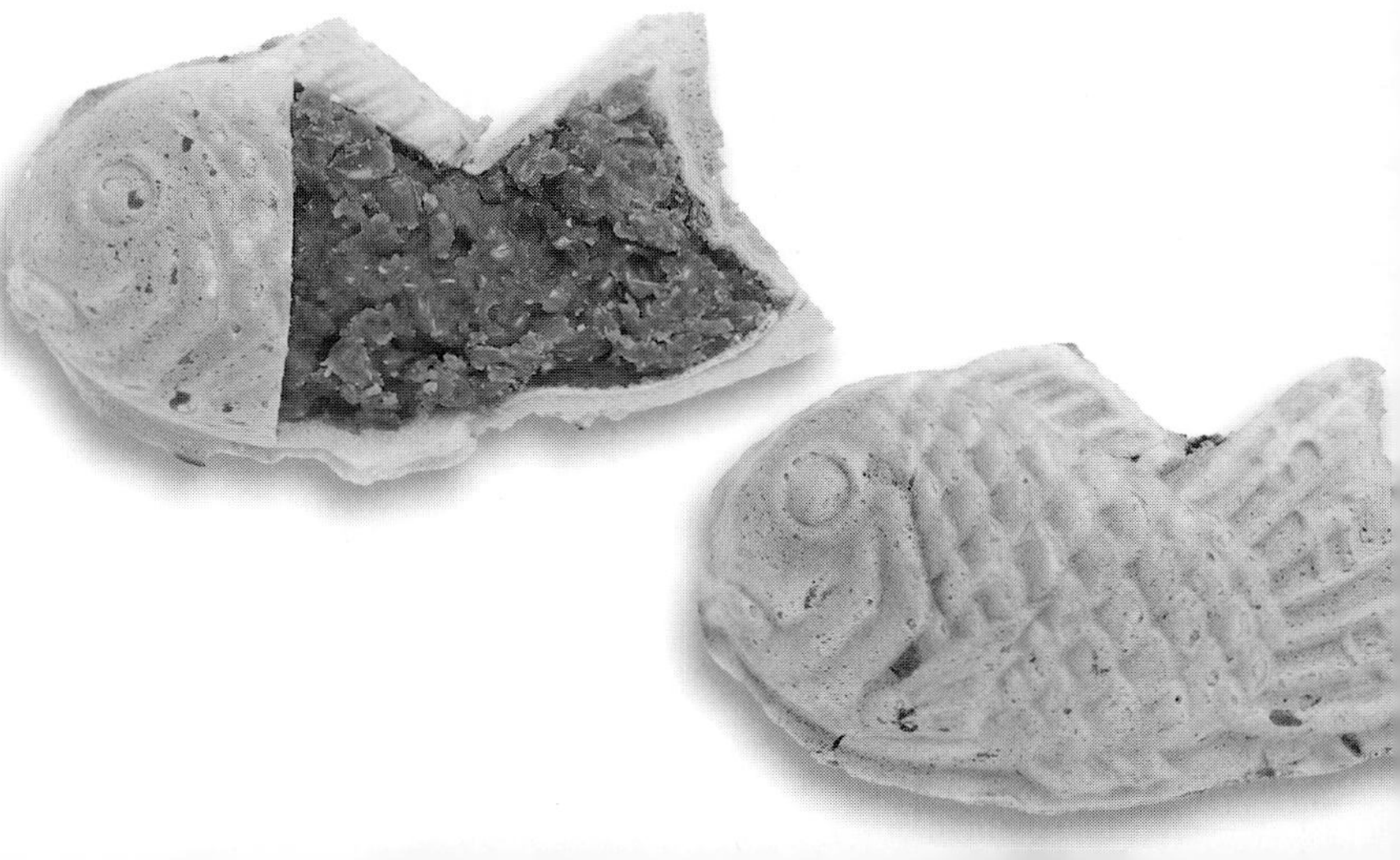

「餡」、もともと包む食べ物に入れる具のこと

餡と聞くと、和菓子やあんパンなどで用いる、小豆と砂糖でできた甘い餡を思い浮かべる人が多いでしょう。しかし、もともと中国では餡とは、その字が表しているように、穴や間に詰める食べ物(具)のことです。ですから、あんまんの中身も肉まんの中身も、入っているものは「あん」と呼びます。肉や野菜で作ったあんを、詰めないで上にのせれば、「あんかけ」になります。

余談ですが、俗語で、博打に使われるイカサマサイコロに仕込んである鉛のことも、餡というそうです。

小豆を煮て作った餡も昔からありましたが、室町時代までは、塩で味付けした塩餡しかなく、砂糖で調味された甘い餡が出るのは室町以降のことです。さらに、一般的に食べられるようになったのは、砂糖の国内生産が増加した江戸時代になってから。特に、餡は和菓子作りに積極的に用いられ、日本で餡と言えば、甘い餡を指すようになったのです。

そもそもまんじゅうを中国から日本に伝えたのは、南北朝時代の禅僧が始まりだといいますから、肉類を使った餡はあまり受け入れられず、伝わったときから、豆などを主体に使った餡だったのかもしれません。

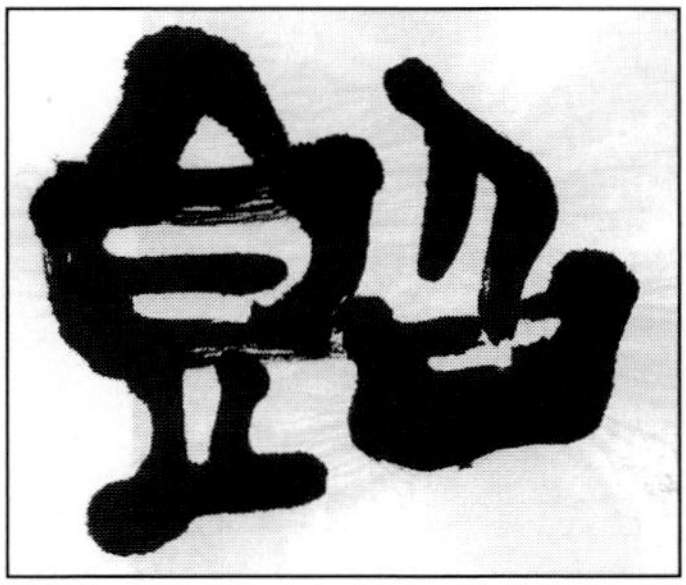

漢字の成り立ちは、
「食」と「穴や間に入れる」ことから
（書・菅原紅葉）

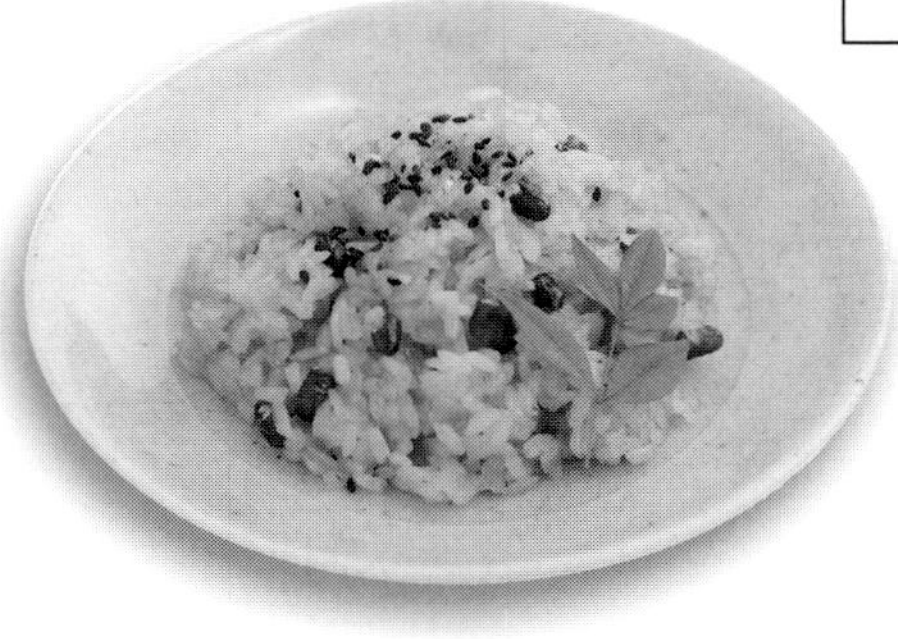

赤飯には、つぶれにくいことから
ささげが使われるようになった

ちなみに、小豆は、世界でも中国と韓国、日本くらいでしか食されていませんが、中でも日本での消費量がいちばん多いそうです。その日本では、小豆の大半が餡の原料として利用されています。

暮らしの節目に小豆を

先日の小正月には、小豆がゆを食べられたでしょうか。小豆は、その赤い色のため、日本では特別な時に食べられてきました。現在、お祝いの席にお赤飯が出るのは、その最たるものでしょう。出雲から越後にかけての日本海沿岸地方の一部では、正月に小豆雑煮を食べる風習が残っています。お彼岸に作るぼたもちにも、特別な節目を意味する部分があり

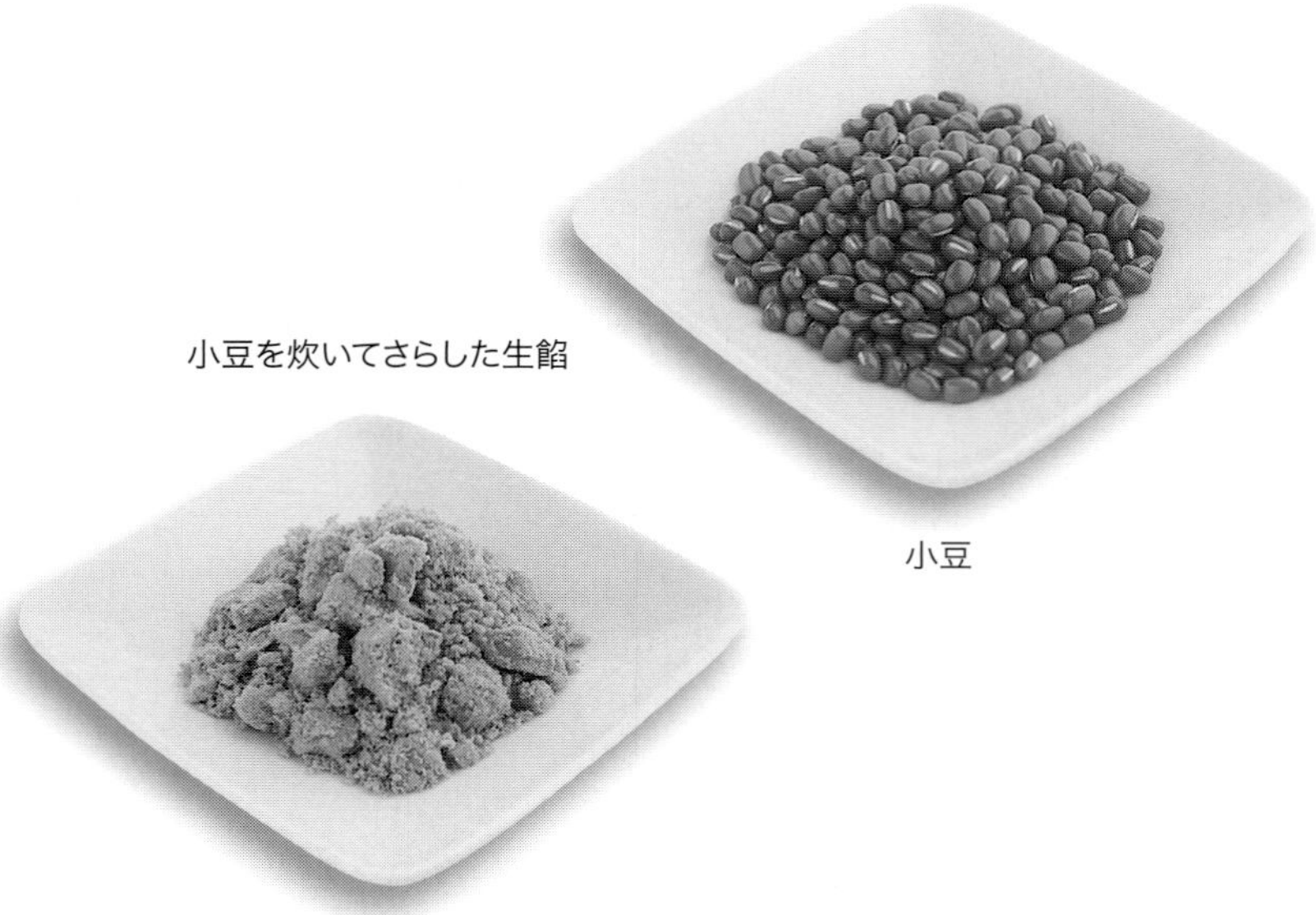

小豆を炊いてさらした生餡

小豆

ます。

かつては、お産を終えた女性に小豆がゆを食べさせて滋養をつけたという話も、単に栄養をつけるという以上の意味合いがあったでしょう。

折々の暮らしの節目に好んで食べられてきたようで、日本各地の風習を見ると、慶事にも弔事にも、小豆は用いられています。

また、魔を払う力があるとも考えられていました。古代の宮廷では、水のかわりに小豆を使って穢れを払う作法があったそうです。沖縄では迷子を捜すときに、子どもの名前といっしょに「赤豆(小豆のこと)を食らえ!」と唱えて、子どもを隠している魔物を退散させるおまじないがありました。江戸時代に、小豆で作った枕が疱瘡を治す効果があると考えられたのも、魔よけの力を期待してのものでしょう。

そういった小豆に対する民間伝承は、不思議な妖怪も生み出しました。「小豆とぎましょか、人とって食いましょか、ショキショキ」と呟く妖怪、小豆とぎ(小豆あらい)がそうです。全国に話が残っている妖怪で、特に悪さはしないとも、子どもを食べるとも言われています。

小豆は、収穫のときに土や汚れがこびりついてしまうので、しっかり研ぐように洗ったのだそうです。

増える餡の外注

かつては、餡作りが和菓子修業の第一歩と言われていました。茶事などを彩る、細工を凝らした生菓子などには、いろいろな餡が使われているものが多いのです。

小豆と砂糖という単純な材料からできている餡ですが、餡作りは一日がかりのたいへん手間のかかる作業です。小豆を洗ってから、渋みや汚れを除くために何度かゆでこぼしをし、じっくり時間をかけてゆでます。その後、分離器にかけて皮をとり、水さらしを繰り返して絞り上げ、これに砂糖を合わせて小一時間ほど練り上げてできるのが、こし餡になります。ただし、さらし過ぎると小豆の香りも味も損ねます。

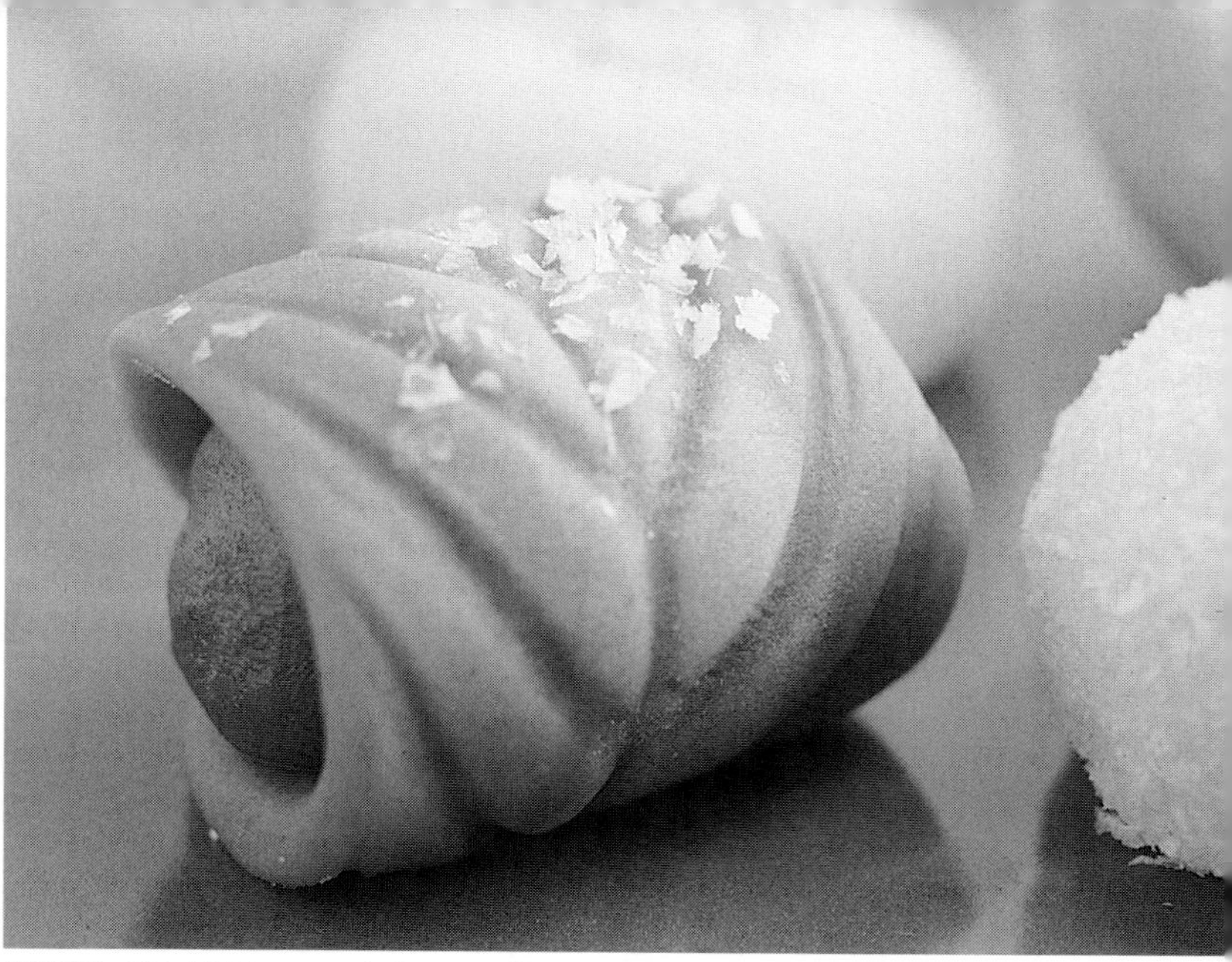
製餡所に餡を外注している和菓子屋も増えている

その日使う小豆の選別に始まり、ゆでているときの火加減の微妙な調節、砂糖の練りこみ方などなど、それらのタイミングや加減を覚えるには、何年もかかるそうです。これが、修業の第一歩と言われる所以です。そうして、その和菓子店独自の味わいを持った餡が受け継がれてきたのです。ところが近年は、餡作りは人件費もかかるし、コスト的にたいへんだという理由で、品質を損わない工程を機械で合理化するのはまだしも、餡を製餡所から仕入れる和菓子店が増えています。高名な和菓子店でも同じで、和菓子店の9割近くが、外注の餡を利用しているといいます。もちろん、特にあちこちに支店を出している店が、大量生産のために外注の餡を使うのは、当然の流れかもしれません。しかし、それによって、ふたつの懸念が出てきます。

ひとつ目は、餡の味の個性がなくなってしまうことです。店によって、独自の手間がかけられた餡がなくなってしまうのは、残念なことです。

ふたつ目は、原材料や添加物の使用などについて、注文主の店の目が届かなくなってしまうことです。製餡所でも、限られたコストで利益を出さなければいけませんから、さまざまな手段を使います。質のよくない豆を使ったり、煮る時間を短縮するために軟化剤を使ったり、色が悪ければ補色したり、味が落ちれば添加物で補ったり、といった具合だからです。

それらを使って、自分の店のお菓子ですとして売ることに、店では抵抗はないのでしょうか。

もっとも、自家製餡でもそういう手法を使う店もありますが……。

輸入の餡原料

小豆は、日本での年間消費量は約8万トンで、うち8割が国内で生産されています。一方では、中国や台湾などで製造された輸入練り餡が約5万トンも入っていますから、合わせて大雑把に考えると、餡に使われる小豆の国産と輸入は、半々くらいの割合になっているのです。

サルタニ豆、サルタビア豆、バター豆、ライマ豆、これら耳慣れない豆類はみな輸入品で、

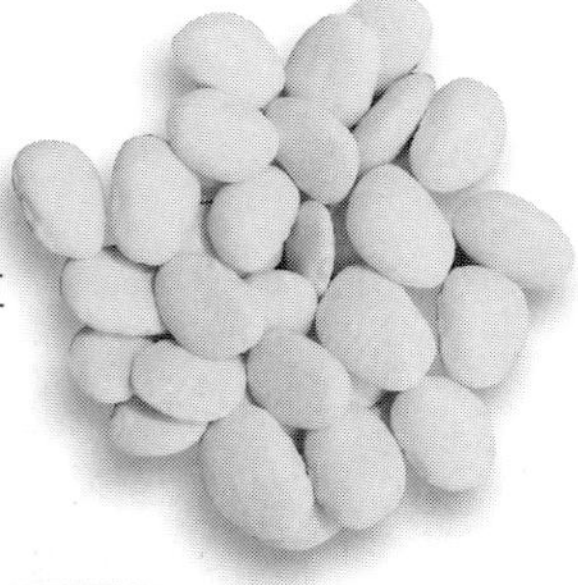

ベビーライマ豆

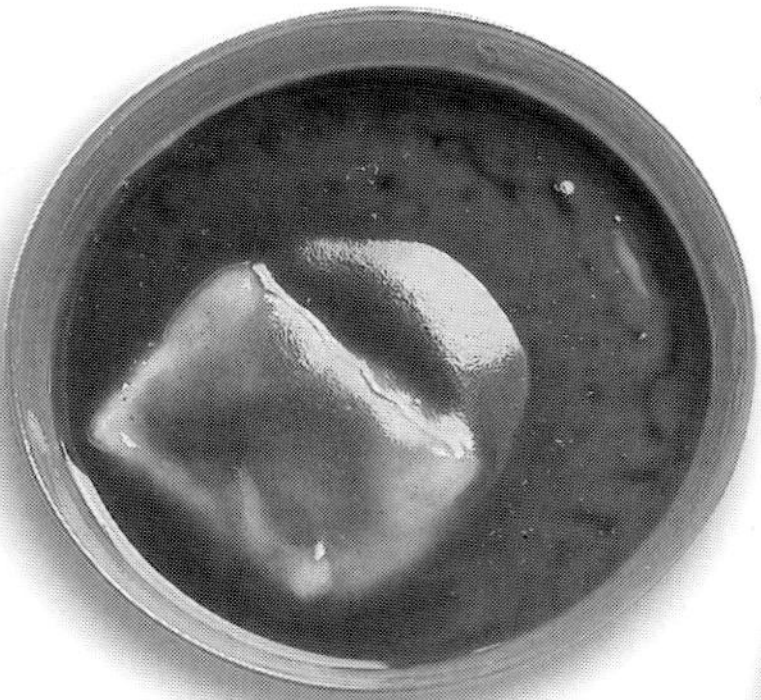

御膳汁粉

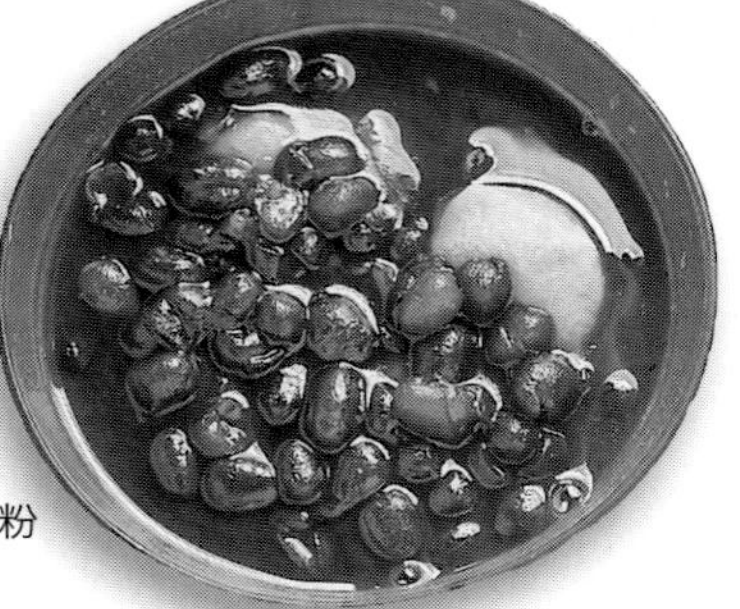

小倉汁粉

どれも製餡工場で餡に加工されるものです。もちろん、小豆やそら豆など、おなじみの豆類も輸入して使われますが、価格の安さから、前者が使われることが少なくありません。

主に、廉価な菓子や菓子パン類などに用いられています。

小豆は豊作不作の善がある作物で、その年によって3倍近くの価格差が出ることもありますから、餡の安定供給のためには、小豆以外の豆にも目を向けているのです。

しかしながら、前者の豆の中には青酸を生じる恐れのあるシアン化合物を含むものがあるため、免許を持った製餡業者しか扱えません。一種の劇物扱いです。安い菓子が出回っているのには、こういった豆類の利用も一役買っているのです。

店頭の餡や汁粉

次に、私たちが家庭でお汁粉やあんころ餅を作るときに便利な、パックで売られている餡や缶詰のゆで小豆について見てみました。パックの餡は表示を見る限りでは、原材料は「小豆、砂糖」または、これに塩が加わっているていどでした。

とはいえ、どんな小豆が使われているかも、品質の大事な要素です。表示からわかるのは、国産かどの国からの輸入かです。国内でも北海道十勝などの著名な産地は、その地名まで書かれています。また、餡を作るときには、軟化剤などの添加物が使われているケースが多いのですが、それらは表示義務がないと解釈されるため、表示では確認できません。

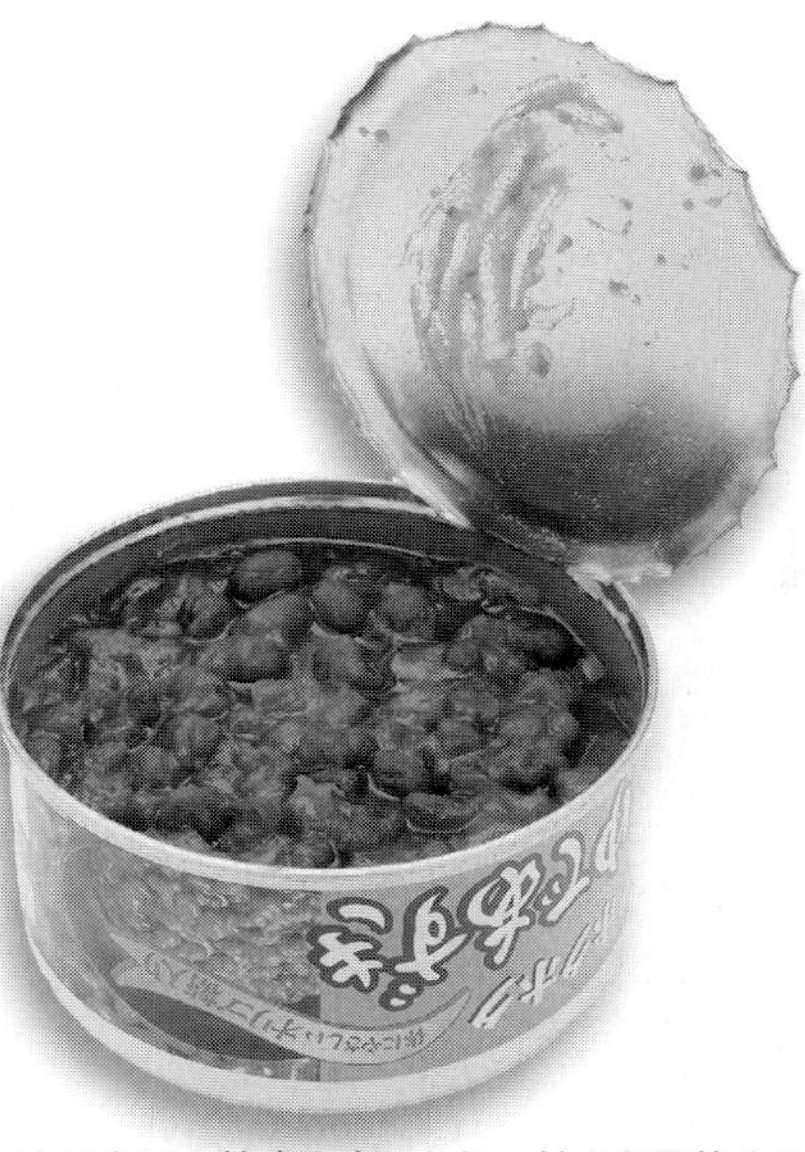

ゆで小豆の粘度を高めたり、甘さを調整するために添加物を使用する例も

ゆで小豆の缶詰については、でんぷんやコーンスターチが加えられて、とろみを付けているものがありました。「甘さ控えめ」「低甘味仕上げ」とうたっているものには、甘味料ソルビトールのほかフィチン酸なども入って

いました。

つまり、ゆで小豆の粘度を高めたり、甘さを調整するために、添加物が活躍しているというわけです。ぱっと見ただけでは、どれも同じように見える缶詰にも、よく確かめると違いがあるのです。

少しでも消費者の好みに合わせて、工夫をしているということなのでしょうが、もともとが小豆と砂糖だけで作るものに、余分なものは入れてほしくないものです。

和菓子店の修業のところで説明したように、製造工程上のさまざまな目配りや、使う砂糖の品質、小豆の選び方や小豆の品種の配合具合など、手を加える余地は多分にあるはずだと思うのです。

メーカーでそこを競ってこそ、消費者は多様な味わいの餡が楽しめるようになるのではないでしょうか。

レトルトと缶入りの汁粉の表示

お汁粉を少しだけ食べたいから、わざわざ作るのは面倒だという人のためには、レトルトのお汁粉やインスタントお汁粉のカップ、お汁粉の缶入り飲料が手軽なものです。これも気にな

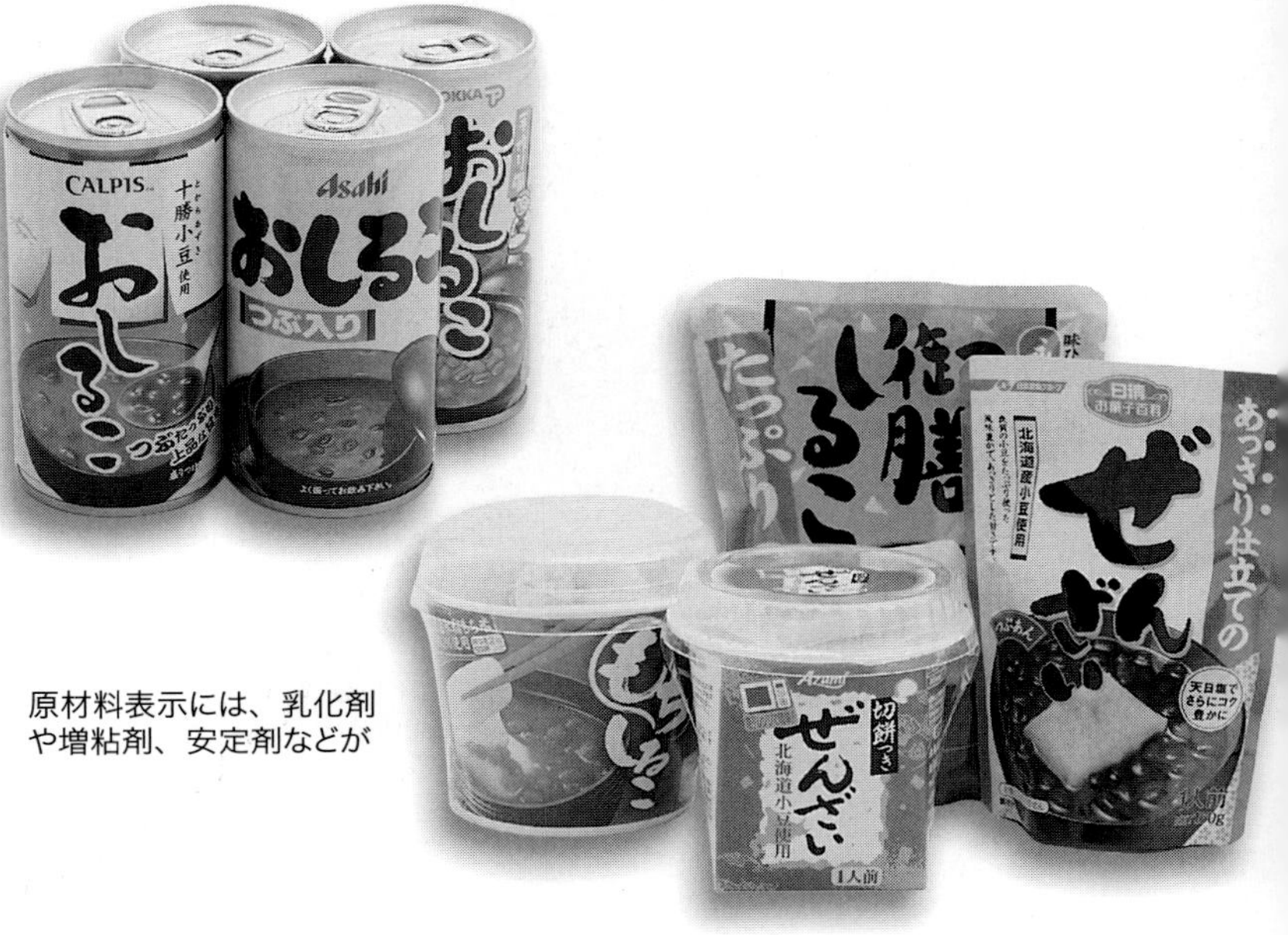

原材料表示には、乳化剤や増粘剤、安定剤などが

って買い集めてみると、面白いことがわかりました。レトルトとカップの原材料がほとんど小豆と砂糖、塩、餅ていどなのに対して、缶入り飲料には、いろいろな添加物が入っていました。乳化剤やpH調整剤のほか、増粘剤のカラギーナン、キサンタンガムや、安定剤としてセルロースとカラギーナンを加えている缶もありました。自動販売機や店頭の保温機から買ってすぐ飲むものですから、味わいを保つために必要なのでしょう。

ずっと保温していても悪くならないようにしたり、餡と水分が分離しないようにしたり、とろっとした性質をもち続けるためには、そのための技術がいるということです。

消費者が、より手間をかけずに楽しむことができるものには、応分の理由があるのです。

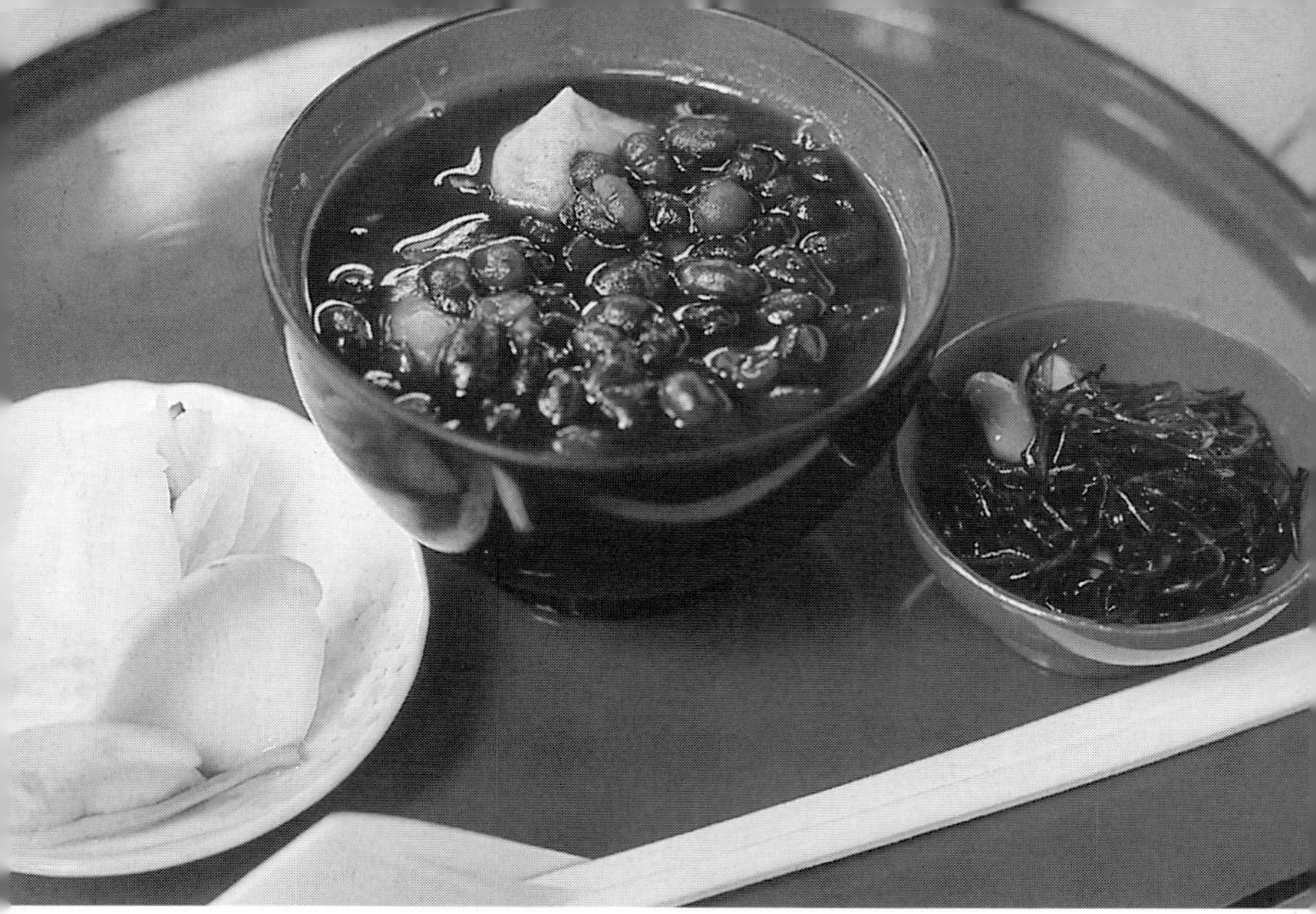

山形の佐藤製餡所では江戸時代の製法をヒントにした餡作りを行う

江戸時代の製法を使った餡を作るメーカー

同じ餡でも、地方によって伝統的に食べられてきた味つけがあります。東北地方では、昔から餡といえば小豆と砂糖にかなりの塩を加えたものでした。それを、何年もかけて塩を減らし、同時に餡の質を高めてついには塩を抜いた餡も作るようになった製餡所が山形にありました。新庄市にある佐藤製餡所です。

「15年ほど前に添加物を使うのをやめたときよりも、難しいことでした」と苦労を話すのは、代表の佐藤勝也さん。塩を減らしたり抜いたりした味が果たして地元で受け入れられるのか、不安は大きかったそうですが、新しく作った餡は、明らかにすっきりとした甘さと小豆の風味が楽しめ、従来の餡よりおいしくできた自信が、決断を後押ししました。それも、ただ塩を抜けばいいというものではありません。

「気がかりだったのは、これで小豆の質や煮方がまずかったときに、ごまかしがきかないということでした。小豆のよしあしがもろに出てしまいますから」

そのため佐藤さんは、原料と工程をそれまでよりずっと厳しくチェックするようになったと言います。

じつは、新しい餡は佐藤さんと、本書の監修者の磯部晶策氏との出会いから始まったものです。餡の品質について、佐藤さんの質問に対し、磯部さんが江戸時代の文献から得たヒントを具体化し、それを佐藤さんが自社の餡作りに適用した独自の方法でした。佐藤さんは、この手法を「磯部式製餡法」と名付け、重要なノウハウとしています。

「これで、煮る時間も短縮できますし、風味も舌触りも格が上がりました。当然、小豆と砂糖しか使わないで、です」

佐藤製餡所も、昔は菓子メーカーからの注文に応じて、価格の安さを第一にした質のよくない餡も作っていたと言います。いまでも、多くの製餡所は、得意先の要求を呑まざるをえずに、コストダウンを進めているのです。

「コストダウンは、簡単です。小豆以外の格安の輸入豆を使って、添加物で小豆餡の味と見

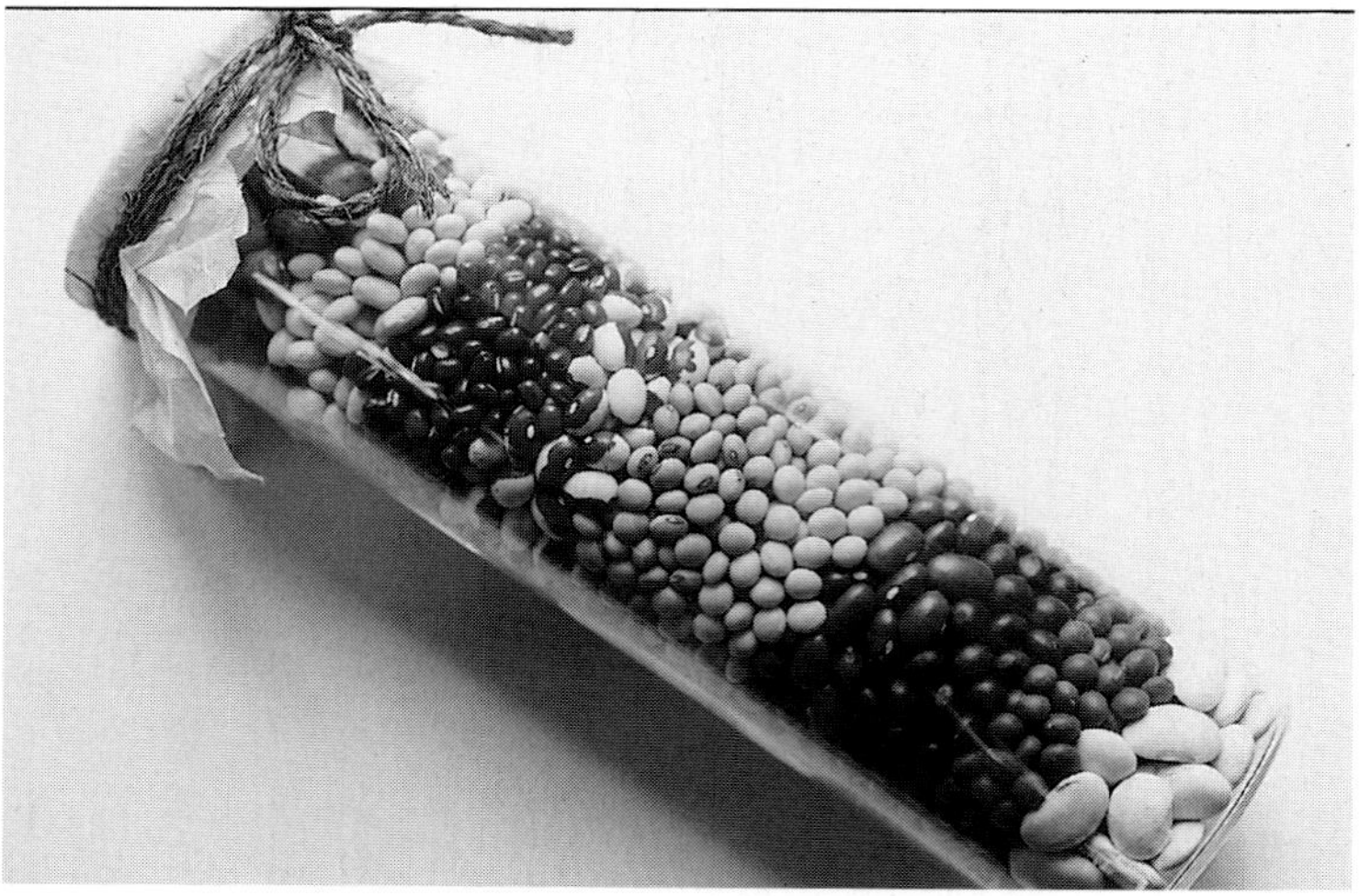

佐藤製餡所のディスプレー　うずら豆、大手亡（おおてぼう）、小豆など、どれも餡にできる

た目に近づければいいんですから。でも、もう私はやりたくないんです」

上々餡(特餡)、上餡、並餡、その下の餡と、一般の製餡業者は品質と価格からだいたい4つのグレードの餡を作ることができます。特に一番下のものは、量産の土産品菓子を作るメーカーが求めやすいもので、価格の安さがいちばんで、味が問われることはまずないそうです。

「メーカーからの注文は、コストダウンについてのものがほとんどでした。でも、最近やっと品質や味に関する話が出てきました」

ただ、上質な餡を追究すればいいというものでもなく、菓子の種類によって、餡の種類も使い分けられているそうです。

まとめ

洋菓子やフルーツの消費に押されて、和菓子や餡製品の売り上げは、全体的には落ちているそうです。しかし、いつの間にか製法や材料まで変わってしまった餡に、なんとなく魅力を感じなくなった消費者がいることも、原因の一つではないでしょうか。しっかりとした原料と作り方でできる餡からこそ、おいしい菓子が作られるのだと思います。「餡作りが和菓子修業の第一歩」の原点に、和菓子メーカーも立ち返ってほしいのです。【S】

（「暮しの手帖」Ⅳ世紀20号－二〇〇六年）

食文化への危険な影響——不二家事件の後遺症

磯部晶策

1　一企業を超える後遺症

２００７年の新年早々、食品業界をゆるがす事件が起きました。不二家事件です。不二家の埼玉県新座市の工場が、シュークリームのクリーム材料として消費期限が切れた牛乳を使ったという第一報がマスコミで伝えられてから、類似の違反事件が次々と表面に出て、アッという間に企業が生きるか死ぬかという大問題に発展しました。

この点では２０００年６月の雪印乳業事件によく似ています。しかし、今後の推移を予測すれば、消費者にとって、雪印事件よりも、更に警戒しなければならない点が幾つかあります。それは、この事件の影響が不二家一社だけにとどまらず、食品業界に広く長く残り、食文化の伝統を損ないかねない懸念があるからです。

2　生の牛乳の使用

菓子・飲食店企業として有名な不二家が食品衛生にかかわる違反を犯したことだけであれば、２０００年６月に起きた雪印乳業の食中毒事件に続いて、ＩＳＯやＨＡＳＳＰの認定を受けている企業も含めて数社の食品大企業が食品衛生法や食品表示の規定を犯したという事実が繰り返し摘発されていますから「ああ、またか」という程度の印象に終わったかもしれません。ところが、本当に驚いたのは、不二家というような、量産量販の大企業が、シュークリームのクリーム—恐らくカスタード・クリーム—の材料に、一部使用か食品添加物混入かは別として、生の牛乳を使用していたことを知ったからです。現在では、いわゆる「手作り」店のシュークリームでさえ、皮も中身も業務用材料の既製品が使われていることが意外に多く、その既製品材料に牛乳を使うことはあまりなく、澱粉や硬化油(パーム油などに水素を添加して硬くした油)製のクリーム状物質などの混合物に、甘み、色、香りなどを着けたものがほとんどです。

業界がこういう状況にあるときに、不二家が牛乳を材料に使っていたことが、衛生上の違反を犯した事件とともに表面に出てきたわけです。考え方によれば、「カスタード・クリーム」の材料として牛乳を使わなければ、事件は起きなかったのかもしれません。では、不二家は「まともなシュークリーム」を作ろうとしたために不慮の事故に出合ったのでしょうか。いや、そうでないことは、その製品全体を通しては業務用材料や食品添加物使用も多い上に、今回、マスコミでも報道された通り、品質管理、安全管理など、食物を作る人や企業が守らなければならない基本姿勢に、ゆるみとだらしなさがあったことからも明らかです。

3　消えて行く本物

食文化や伝統を、食品企業が気にかけないならば、本物材料の必要はないと考えても、別に不思議ではありません。そこで、不二家のような事件を起こさないために、最も簡単で安上がりの対策が、カスタード・クリームなどの製造にあたって、本来使わなければならない牛乳などの材料を避ければよいという安易な結論が出やすくなります。

すでに、洋菓子製造に際して、本物の生クリームを使用しなくなった企業や専門店は決して少なくありません。例えば、本物の生クリームをショート・ケーキの上塗りに使えば、薄黄色くなり(本当はこれがクリーム色)、形がくずれやすくなるのは当然です。そこで、生クリームを避けて、真っ白く仕上がり、崩れ難く、保存性もよい硬化油製の代用品を使えば、見た目はよく、長持ちして、しかも店頭で長持ちする製品ができます。ただし、色をめどに、両者を比較してみれば、味には大きな格差があることがわかります。

このような傾向が生産者側に現れるだけでなく、流通業者から生産者への要求として出てくることも目に見えています。事実、製品納入先のスーパーやコンビニなどから「シュークリームの中に詰めるカスタード・クリームは、牛乳や鶏卵を材料とする手作り品を止めて、硬化油製、食品添加物使用の業務用製品に切り替えるように」との指示を受けた生産者もいます。こういう圧力に耐えられる生産者は多くありません。

一方、消費者にとっては、本物や伝統製品を入手する道は狭く少なくなり、結果として、本物の材料を使い伝統的な技術を生かす製品が、菓子だけでなく一般食品からも、食文化の遺産が消え去るという現象が加速することになります。

4　利害優先が損うもの

伝統に忠実に、カスタード・クリームを作るために、牛乳や鶏卵など、本来の材料を使おうとすれば、硬化油加工品や食品添加物を材料とする場合と違って、材料の選別や取扱い方に慎重になるだけでなく、生産から流通を通して、食品衛生についても、材料選別に劣らない厳しさが必要です。

食品衛生や食品表示などに関するいろいろの規定は、原則として科学的な統計や確率を背景に持っています。人間には年齢や体力に大きな幅があります。このような不特定多数の消費者に、安全な食品を提供する責務を負う以上、食品衛生上の規定を、生産者と流通業者が厳守しなければならないのは当然です。不二家では、こういう最大公約数的な基準さえも社内マニュアルで甘く緩めていました。マニュアルに活字で残さなくても、上部から暗黙の指示が社内に流されている例は他社にもあると推測できます。そういうことをする理由は一つしかありません。つまり、利害打算の判断が先に立ち、本来持っていた創業精神や企業理念が失われてきたということです。

5　軽率な経験重視

数十年もの間、現場で製造にたずさわり、定年後も牛乳の品質管理を任せられていたという元社員が「においを嗅ぐ」ことによって、消費期限を越えた牛乳の使用を黙認したことが非難されていますが、実際には、この担当者が無知だったとは考えられません。その行動は、この場合には誤りでしたが、実際には、逆に、担当者の経験を示しているとも解釈されるからです。

牛乳が普通の食品として誰でもが飲めるようになってからの歴史が浅い日本では、欧米などの牧畜民族の後裔に比べて知識が不足しているのも仕方のないことかもしれません。牛乳が古くなり酸っぱくなるのは「腐った」のではなく「乳酸発酵をしている」からとか、乳酸発酵の際に出てくる乳酸にはかなり強い殺菌力があるとかいうこともあまり知られていません。発酵に関連する主な菌が高温乳酸菌か低温乳酸菌かの違いはあっても、ヨーグルトの親類のようなものであることも。

乳酸発酵を、腐敗や異質の発酵の場合と区別するのは、見分け方さえ知れば、それほど難しいことではありません。事実、欧米の家庭では、酸っぱくなった牛乳は、残しておいて酸乳の効果を生かすために料理や菓子によく使われる。乳酸発酵と腐敗との区別ができる「生活の知恵」が常識に近いものとなっているからでもあります。

恐らく、不二家の現場担当者は数十年の経験を持つベテランとして、そういう牛乳の特性を熟知し、消費期限の枠を越えていても、安全と判断したのでしょう。しかし、これは大きな誤りでした。つまり、前述のように、人間個人の健康上の幅にはかなりの違いがあり、個人の体験を、軽率に不特定の消費者に当てはめてはならないということはプロとしての常識だからです。

6 専門家の責務

ここで気になることがあります。不二家ほどの大食品企業ともなれば、社員としての食品衛生専門家がいるのは当然、社外の食品衛生専門コンサルタントとも、定期点検を含む契約をしているはずです。その職務または契約が、品質管理を含み、専門家に十分な監督をさせていれば、今回の問題は起きなかったとも考えられます。しかし、現実に問題は起きました。

考えられる理由は二つ。一つは、会社側の利害優先の姿勢が食品衛生専門家に十分の仕事をさせなかったこと、もう一つは、社員専門家の服務規定や、社外の食品衛生コンサルタントとの契約が、表面的、形式的に留まっていたということでしょう。

原点にさかのぼって考えれば、食品衛生は、表面的には食品企業の安全管理の問題ですが、基本的には、消費者の安全のために徹底させなければならない課題です。消費者を埒外に置いて、企業との関係だけが重視されれば「食品衛生管理者またはコンサルタント」は企業の利益を優先しなければならなくなります。それは、企業にとって雪印乳業や不二家の事件という前車の轍を踏む結果につながるものです。これでは、専門職を置いたり、専門家と契約したりする無意味はありません。かつて、こういう矛盾に挑戦した職種が企業の無理解から実を結ばなかった実例があります。

7 「ヒーブ」と「コンシューマー・アドヴォケート」実験の失敗

「ヒーブ」(HEIB)とは「家政学をビジネスで生かす」専門職としてアメリカで始められた職種で、本来は、主婦のような家政経験者の立場を企業の中に生かす目的を持っています。日本でも、30年ほど前、一時的にマスコミに紹介されたものの、実際に企業に入った「家政専門家」が消費者の立場を貫くことが難しかったため、今では用語としてさえ忘れられています。本来の「ヒーブ」の「家政経験者」を「食品衛生専門家」に置き換えたものが社内の食品衛生担当職、社外の「食品衛生コンサルタント」のあるべき形と考えられます。

「コンシューマー・アドヴォケート」(CONSUMER ADVOCATE=役員または準役員でありながら、消費者への責任を優先させる義務を持つ職種)はヒーブの一層進んだ形といえます。食品衛生を含む安全管理はコンシューマー・アドヴォケートの領域にあると考えられます。しかし、残念なことに、日本では本来のヒーブが成立しなかった事実からでもわかるように、それ以上の権限を持つコンシューマー・アドヴォケート制度を取り入れた企業は皆無でした。

不二家事件を目の前に見た食品関連の生産及び流通の世界では、食品衛生専門部門を拡張したり、外部の食品衛生コンサルタントなどとの関係を密にしたり、新しく契約する方針を立てる企業が少なくないでしょう。その場合に最も重要な条件は、双方が、食品衛生の本質は消費者に対して責任を負うものであると自覚する点につきます。

8　賞味期限への誤解

不二家事件の報道や評論、及び、消費者の意見の中で、「消費期限」と「賞味期限」との混同が目立ちました。「賞味期限」表示が実施されて以来、消費者は「正確に知らされないため」に誤解し、流通関係者の中には意図的に混同する業者もいました。消費者の「知らされる権利」（ケネディ）が守られない典型といっても差し支えないでしょう。それが、不二家事件に関しても表面に出てきたのです。

「賞味期限」はあくまで「賞味」の期限で品質保持の期限ではありません。「その期間内であればおいしく食べられます」という目安です。しかも、この目安の期間さえも、流通上の判断から短縮される例が少なくありません。

例えば、缶詰の賞味期限は3年と設定されていることが多いのですが、鮭の缶詰では、3年目のものが最もおいしかったという実験結果もあります。ということはもっと長くてもよいということです。缶詰はもともと保存を目的とした食品です。しかも、缶の中で熟成されて味が出て来るものです。ふつう、鮭缶などの生産者の中には、品質と味を重んじるため、製造後1年目に味をテストして確認後、初めて出荷すると決めているところもあります。果物缶詰でも半年の熟成期間は必要です。発酵食品の場合でも、本物であればあるほど、各種条件から賞味期限を一律に決めることは、かえって不合理となる危険性があります。

賞味期間の3分の2を過ぎれば返品したり、そういう製品は仕入れないという流通業者もあり、賞味期限を切れたものは店頭から引き下げられて、ほとんどが廃棄されます。用語を誤解した主婦が「家族の健康を守るために賞味期限を過ぎた食品はすぐ捨てます」と断言するのをTV上で聞いたり、また、デパートやスーパーの倉庫などに、まだまだ使用できる食品が山積みになって廃棄を待っている状態を見たりする度に、多くの人が飢えに苦しみ、乳幼児の栄養失調が蔓延している地域がこの地球上に少なくないことに思い至ります。まだ役に立つ食物を「ごみ」として廃棄する量が世界の一流というような実績は、あまり自慢にできることではありません。

「賞味期限」そのものには消費者にとって役に立つ点があるにしても、「消費期限」との混同が、本来、消費者自身も望んでもいない「食物浪費」を来たしたり、廃棄に慣れることから「食文化の精神的な面」が失われ、「食育」の目的を否定するようにならないとも限りません。不二家事件から消費者が受けたショックが大きかっただけに、「賞味期限」が誤解されたまま広がるようなことがあれば、重大な後遺症になりかねません。

「消費期限」と「賞味期限」との区別、特に、「賞味期限」の正確な意味の徹底と、「賞味期限」を切れた製品の処理については、生産者、流通業者、消費者ともに十分に検討する必要があります。「賞味期限」に当たる英語の表示「BEST BEFORE 年月日」(年月日より前に食べると最もよい)の表示または内規を実施した先輩国の期限切れ品処理の対策は参考になるでしょう。もし、日本で「賞味期限」という用語に対する誤解が、どうしても消えないようであれば、品質保持期間を意味する適切な用語による表示一本で行く方が、むしろ、よいかもしれません。

9 後遺症の克服のために

今回の不二家事件の、最も警戒すべき後遺症は、食品業界がこぞって「経営上の安全を図るために、本来使うべき食材を使わなくなる」こと、つまり、結果として、製品の品質が劣化することと、伝統の断絶や食育の面での悪影響が起きることです。まともなものの味を知り、それを望む消費者がいなくなっているわけではないのですから、食品の生産と流通にたずさわる人も企業も後遺症の克服には努力してほしいものです。現に、困難に直面しながらも屈せず、伝統を守り、本物を作り育てている生産・流通関係者もいます。そして、業界の後遺症を克服するためには、消費者の理解と支持が必要欠くべからざるものとなります。本書がそのために何らかの参考資料となれば幸いです。

あとがき

本書は、「暮しの手帖」Ⅳ世紀1号（2002年12月発行）から連載が始まった「もっと食品を知るために」の記事のうち、15本を単行本用に収載したものです。昨今の食品をめぐる動きを系統的にとらえられるよう、ピックアップしました。

掲載された号数は各章の末尾に明記してあります。連載分のうち、未掲載となった記事は、あらためて書籍としてお送りしたいと考えております。

今回、書籍化するにあたり、情勢の変化に即して情報を更新するよう努め、若干の加筆・訂正をおこないましたが、記事執筆時の背景や食品をめぐる事情などに鑑みて、グラフや統計資料などはそのまま掲載してあります。

取材やリサーチに応じてくださった皆さんに、感謝を申し上げます。

2007年3月

暮しの手帖編集部

用語・人名索引

主な取材先と記事に登場する生産者リスト（周知の生産者などは割愛させていただきました）

ハム	出羽シンケン工房（東北ハム）	山形県鶴岡市宝田3-6-58	☎0235-22-1856
	大多摩ハム	東京都福生市大字福生785	☎042-551-1321
	蒼生舎	和歌山県有田郡有田川町瀬井934	☎0737-34-3119
ミックス粉	パレスホテル箱根	神奈川県足柄下郡箱根町仙石原1245	☎0460-4-8501
おみやげ	鶴乃觜	鳥取県倉吉市堺町3-100	☎0858-23-5161
うなぎ	田舎庵	福岡県北九州市小倉北区鍛冶町1-1-13	☎093-551-0851
	丸榛吉田うなぎ漁業協同組合	静岡県榛原郡吉田町743-1	☎0548-32-1151
缶詰・鮭マスなど	根室缶詰・ヤマホン	北海道根室市本町4-6	☎0153-23-6281
納豆	かくた武田	青森県青森市千刈1-21-5	☎017-781-8088
椎茸	日本きのこセンター	鳥取県鳥取市富安1-84	☎0857-22-6161
養殖の魚介類	標津町役場	北海道標津郡標津町北2条西1丁目1-3	☎0153-82-2131
	標津サーモン科学館	北海道標津郡標津町北1条西6丁目1-1-1	☎0153-82-1141
総菜とおせち	食味館みやした	福島県会津若松市七日町10-13	☎0242-22-0923
海苔	ヤマムロ	北海道北見市卸町3-6-2	☎0157-36-5331
緑茶	朝日園	静岡県川根町家山372-1	☎0547-53-4058
	向笠園	静岡県牧之原市静谷2642-1	☎0548-27-2299
	熊谷光玉園	福岡県八女市大字井延187-3	☎0943-23-6125
餡と小豆	佐藤製餡所	山形県新庄市大手町5-51	☎0233-22-0303

もっと食品を知るために
平成十九年四月十五日　初版第一刷発行
編　者　暮しの手帖社
監修者　磯部　晶策
発行者　横山　泰子
発行所　暮しの手帖社　東京都新宿区北新宿一ノ三五ノ二〇
電　話　〇三−五三三八−六〇一一
印刷所　藤原印刷株式会社